CONTRIBUTION A L'ÉTUDE THÉRAPEUTIQUE

DE LA DIGITALE

DANS LES

AFFECTIONS ORGANIQUES DU COEUR

PAR

Le Dr Denis COURTADE

Ancien interne en médecine des Hôpitaux de Paris

PARIS

G. STEINHEIL, ÉDITEUR

2, RUE CASIMIR-DELAVIGNE, 2

1888

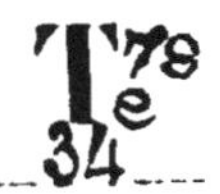

CONTRIBUTION A L'ÉTUDE THÉRAPEUTIQUE

DE LA DIGITALE

DANS LES AFFECTIONS ORGANIQUES DU CŒUR

IMPRIMERIE LEMALE ET Cie, HAVRE

CONTRIBUTION A L'ÉTUDE THÉRAPEUTIQUE

DE LA DIGITALE

DANS LES

AFFECTIONS ORGANIQUES DU COEUR

PAR

Le Dr Denis COURTADE

Ancien interne en médecine des Hôpitaux de Paris

PARIS

G. STEINHEIL, ÉDITEUR

2, RUE CASIMIR-DELAVIGNE, 2

1888

CONTRIBUTION A L'ÉTUDE THÉRAPEUTIQUE

DE LA DIGITALE

DANS LES AFFECTIONS ORGANIQUES DU CŒUR

INTRODUCTION

Il est peu de plantes qui aient attiré davantage l'attention soit des physiologistes, soit des cliniciens que la digitale. Mon intention n'est pas de faire une étude complète de ce merveilleux médicament : cette tâche serait certainement au dessus de mes forces Je me contenterai de consigner ici les nombreuses observations que, sous la direction de mon cher maître, M. Henri Huchard, j'ai prises l'année dernière et une partie de cette année à l'hôpital Bichat : je ne décrirai que celles qui ont porté sur des malades atteints d'affections organiques du cœur. Après avoir exposé ces observations, prises jour par jour, je tâcherai d'en tirer quelques conclusions.

Avant de commencer ce travail, je croirais manquer à tous mes devoirs si je ne remerciais pas tous les maîtres qui ont bien voulu m'accepter pour élève. Que M. le Prof. Ball, dont j'ai été l'externe (1881) et l'interne (1886) et qui m'a fait l'honneur d'accepter la présidence de cette thèse, reçoive ici tous mes remerciements pour ses bons conseils et tout l'intérêt qu'il n'a jamais cessé de me porter.

Que M. le Dr Huchard, dont j'ai été aussi l'externe (1882) et l'interne (1887) et qui s'est fait l'instigateur de cette thèse, veuille bien accepter l'expression de mon entière reconnaissance pour toutes ses bontés à mon égard et sa paternelle affection pour moi.

Je prie aussi M. le Dr Ed. Labbé, dont j'ai été l'interne (1885), MM. les Dr Labric, J. Simon, Cadet de Gassicourt, Rendu, Letulle, dont j'ai été l'interne provisoire en 1883, de vouloir bien recevoir tous mes remerciements.

Je ne saurais oublier M. le Prof. Dieulafoy, dont j'ai été le stagiaire en 1880, et qui a été le premier à me conduire dans le chemin si difficile de la pratique médicale. Je le prie de vouloir bien croire à toute ma reconnaissance.

CHAPITRE PREMIER

PRÉPARATIONS, MODE D'ADMINISTRATION ET DOSES

La digitale pourprée, *digitalis purpurea*, gant de Notre-Dame, est une plante indigène, bisannuelle, et de la famille des scrofulariées.

C'est Fuschius, professeur à l'université de Tubingue, qui en fit la première description et lui donna le nom qu'elle porte (1535).

Ses véritables propriétés ne furent cependant découvertes qu'en 1773, d'abord par Withering d'Edimbourg, puis par Cullen. Toutes les parties de la plante renferment le principe actif, que l'on appelle digitaline ; mais ce sont surtout les feuilles et les semences qui en contiennent le plus.

Les semences en renfermeraient des quantités plus fortes que les feuilles, mais elles n'ont été que peu étudiées au point de vue clinique, et ce sont ordinairement les feuilles que l'on emploie. On doit les cueillir la seconde année, avant la floraison, vers le mois de juin, et prendre de préférence celles qui sont situées au-dessus des radicales. Une fois cueillies, elles doivent être séchées à l'ombre, et il faut terminer leur dessiccation dans une étuve à 40° au plus. On les conserve ensuite dans des flacons bien bouchés, à l'abri de l'humidité et de la lumière.

La digitale a été administrée sous différentes formes, je citerai : l'alcoolature, les teintures éthérée, alcoolique, les extraits aqueux, alcoolique, l'infusion, la macération de feuilles ou de poudre, les digitalines.

La macération et l'infusion sont les meilleures préparations ; l'extrait alcoolique, la teinture alcoolique et la digitaline, donnent des résultats, mais pas aussi constants : je les ai peu employés. L'infusion est excellente, mais elle permet à certains principes volatils de la plante de s'évaporer. C'est la macération qui a été le plus souvent employée et voici la manière dont elle était préparée par mon ami M. Chuche, interne en pharmacie du service. Dans un bocal contenant 1000 gr. d'eau distillée, additionnée de quelques grammes d'alcool, il mettait 10 gr. de feuilles de digitale sèches, la macération ainsi faite était au centième, de sorte que 20 gr. répondaient à 0,20 centigr. Au bout de 24 heures, la digitale était bonne à prendre, et elle était employée au fur et à mesure des besoins du service : pour administrer 0,50 centigr. on mettait 50 gr. de macération dans un flacon de 125 gr. et l'on ajoutait 75 gr de julep gommeux.

J'ai fait aussi préparer un sirop de digitale ainsi composé ;

Macération de digitale au 100 ..... 500.

Filtrez et évaporez au bain-marie dans le vide et à 40° jusqu'à un volume de 100 gr. puis ajoutez :

Sirop de sucre	100 gr.
Essence de menthe	V gouttes.
Rhum.	10 gr.

Chaque cuillerée à soupe de 20 gr. contient 0,20 de digitale et chaque cuillerée à café 0,05. Ce sirop est très agréable à prendre, et le malade n'éprouve aucune répulsion à l'avaler ; il peut se conserver de 15 à 20 jours.

On peut encore ajouter simplement à la macération la quantité de sucre nécessaire pour faire un sirop.

Pour 100 gr. d'eau il faut 200 gr. de sucre : 100 gr. de macération correspondent à 300 gr. de sirop ; chaque cuillerée à soupe ne contient que 0,075 de digitale, et deux cuillerées répondent à 0,15.

Voici comment, d'après les préceptes de M. Huchard, la digitale était administrée (1). Pendant les premiers jours expectation pure et simple, ou associée au régime lacté : le malade en ressent le plus souvent une grande amélioration et dans quelques cas la guérison. Au bout de 2 ou 3 jours le cœur est préparé à recevoir la digitale. Dans beaucoup de cas cependant elle serait sans effets si on ne faisait pas précéder son administration soit d'un purgatif, soit d'une saignée. Si le malade n'est pas très oppressé, si l'œdème pulmonaire est

(1) Quand et comment doit on prescrire la digitale ; par Henri Huchard. *Revue générale de clinique et de thérapeutique*, décembre 1887, janvier et avril 1888.

moyen, et si le cœur n'est pas très dilaté, on fera prendre de 20 à 30 gr. d'eau-de-vie allemande associée à la même dose de sirop de nerprun; mais si le cœur est très dilaté, l'essoufflement considérable, la cyanose très forte, il ne faut pas hésiter : il y a ce que M. Huchard appelle barrage circulatoire et l'on doit le plus vite possible pratiquer une large saignée de 300 à 500 gr.

Certains auteurs se sont demandé si la saignée pratiquée chez des malades déjà affaiblis, dont le cœur fonctionnait mal, n'avait pas plus d'inconvénients que d'avantages, et si une syncope n'était pas à craindre lorsqu'on retirait une trop grande quantité de sang à la fois. Ces craintes ne sont pas fondées si on choisit bien les indications, et si on observe certaines précautions.

Il faut se rappeler que le sang noir que l'on retire de la veine est non seulement inutile, mais qu'il peut être nuisible par l'excès d'acide carbonique qu'il accumule dans le sang. Pour fixer la quantité de sang que l'on doit retirer, il faut se baser sur le degré d'hypostase veineuse. Tant que pendant la saignée on verra s'écouler un sang noirâtre, épais, non oxygéné, on pourra continuer et aller facilement jusqu'à 500 gr. Mais lorsque le sang devient plus clair, plus fluide, plus vermeil, il vaut mieux s'arrêter à 300 ou 350 gr., le sang que l'on retirerait alors ne ferait qu'anémier le malade.

Les bons effets de la saignée s'expliquent de plusieurs façons :

1° L'obstacle formé par l'hypertension veineuse est levé en partie; de plus, la quantité de sang étant moins grande, le cœur peut plus facilement régulariser la circulation.

2° Le cœur se contracte mieux, parce que le sang contient après la saignée moins d'acide carbonique et plus d'oxygène. Or on a démontré que le contact du sang oxygéné excitait les contractions cardiaques, tandis que le contact d'un sang chargé d'acide carbonique les paralysait.

3° La saignée modifie aussi la pression artérielle. D'après les travaux de Piorry, Marshal Hall, Marey, les expériences de MM. Vinay et Arloing, la pression artérielle baisse dans les artères après une saignée. Ce fait est parfaitement exact physiologiquement : il en est de même dans les affections fébriles et les intoxications. Mais ce fait devient inexact dans certaines maladies cardiaques avec *barrage circulatoire* d'origine veineuse : dans ces cas, le cœur, fatigué de lutter contre un obstacle invincible, diminue la force de ses pulsations ; la tension artérielle devient faible et la tension veineuse forte. Que fait la saignée ? Elle augmente la tension artérielle au lieu de la diminuer : car, aussitôt l'obstacle levé, le cœur, aidé par le repos, reprend une partie de sa force, et le pouls qui était petit, misérable, se trouve augmenté comme énergie et comme volume. C'est alors que la digitale pourra être donnée, et elle agira beaucoup plus sûrement.

Les doses ont varié de 0,10 à 0,60 centigr. : les malades prenaient leur digitale en autant de fois qu'il y avait de 0,10 centigr. et ils la prenaient toutes les heures, à partir de deux heures du soir : la digitale prise le matin à jeun, doit provoquer plus facilement l'intolérance stomacale.

A petites doses, de 0,10 à 0,15 centigr. par jour, l'effet produit se montrait plus tardivement. Le plus souvent les malades prenaient de 0,10 à 0,50 dans la journée, et les continuaient jusqu'à ce que l'effet désiré fût obtenu. On observait ordinairement dès le lendemain une sédation du cœur ; le malade disait même que dans la nuit il avait eu bien moins de palpitations, et qu'il avait mieux dormi ; les urines augmentaient aussi dès le lendemain, mais le maximum n'avait lieu que le 2e ou 3e jour. La digitale était cessée le 4e ou 5e jour : si elle n'avait pas agi, elle était quelquefois prolongée plus longtemps, mais le plus souvent sans résultat.

Le régime lacté était le plus souvent associé à la digitale ; le lait nourrit sans charger l'estomac, et sans produire de réflexes gastro-intestinaux pouvant augmenter la gêne de la circulation pneumo cardiaque.

Le régime lacté doit être absolu, et on doit éviter toutes sortes d'aliments, même le pain.

CHAPITRE II

OBSERVATIONS

Ces observations sont au nombre de 46 ; elles sont divisées en 3 groupes : dans le premier sont exposés les malades ayant une lésion mitrale ; dans le second, les malades ayant soit une lésion de l'orifice aortique, soit de l'artério-sclérose cardio-vasculaire sans lésions d'orifice.

Dans le troisième groupe, sont placés les malades ayant d'autres maladies, cardiaques ou non, mais qui ont pris de la digitale.

A. — Digitale dans les affections mitrales.

Observation I

Insuffisance mitrale ; asystolie cardio-hépatique pure. — Action rapide et constante de la digitale; bon effet du strophantus; insuccès de la caféine et de la spartéine. — Etude des variations, des pulsations du cœur, des urines, et du poids, sous l'influence de la digitale.

La nommée D..., Adèle, âgée de 47 ans, entre dans le service le 6 août 1888, salle Louis, n° 5. Son père et sa mère sont morts dans son jeune âge et elle ignore la cause de leur mort. Quant à elle-même, elle n'a jamais été malade : pas de rhumatismes, ni de fièvre typhoïde antérieure. Jamais de jaunisse ; pas de surmenage physique ; pas d'antécédents alcooliques, et on ne constate pas de signes de syphilis antérieure. Elle dit avoir éprouvé de grands chagrins.

La maladie pour laquelle elle entre à l'hôpital a débuté il y a environ deux ans : elle commence par avoir des rhumes accompagnés d'étouffements et de palpitations de cœur, et survenant à des périodes plus ou moins éloignées.

Sa menstruation se supprime, elle perd petit à petit ses forces, et elle est obligée d'abandonner son métier. Les jambes commencent à enfler au mois de mars : elle entre d'abord à Lariboisière avec un étouffement considérable, accompagné de palpitations et d'œdème très marqué des jambes. Traitée par la digitale, elle sort guérie. Mais il y a 12 jours, elle recommence à étouffer et à enfler et elle se décide à prendre un lit dans le service.

Le lendemain de son entrée, le 7 août, elle se présente dans l'état suivant : cœur, 160 ; irrégulier ; pulsations fortes suivies de pulsations faibles : dilatation assez notable du ventricule droit, avec hypertrophie du ventricule gauche. A l'auscultation on constate un souffle intense à la pointe et au premier temps. Les bruits de la base sont très faibles ; palpitations assez violentes. Le pouls est petit, faible, incomptable ; pouls veineux très marqué dans les veines du cœur. La malade étouffe beaucoup : cependant on ne trouve que quelques râles disséminés aux bases. Le foie est très volumineux, tendu, douloureux à la pression, dépassant de 7 travers de doigts les fausses côtes ; pulsations très marquées, persistant lorsqu'avec une main placée au creux épigastrique on cherche à arrêter les pulsations qui pourraient être propagées par le choc cardiaque. Ascite très légère : ventre surtout tendu par son foie et par des gaz.

Pas d'albumine dans les urines.

Œdème peu marqué de la partie inférieure des jambes. Comme régime, 1 degré et lait ; comme traitement, julep gommeux.

Le 10. M. Huchard ordonne X gouttes de strophantus et le 11 XV gouttes.

Le 8	août.	Ur.	250	C.	150	Jp gommeux :	1° degré et lait.
— 9	—	Ur.	250	C.	160	—	—
— 10	—	Ur.	100	C.	150	X gouttes teint. strophantus.	—
— 11	—	Ur.	250	C.	128	XV — —	—
— 12	—	Ur.	500	C.	104	XV — —	—
— 13	—	Ur.	600	C.	80	XV — —	—
— 14	—	Ur.	500	C.	100	XV — —	—
— 15	—	Ur.	1.600	C.	92	XV — —	—
— 16	—	Ur.	2.200	C.	80	XV — —	—
— 17	—	Ur.	3.400	C.	80	strophantus supprimé.	—
— 18	—	Ur.	2.500	C.	68	— —	—
— 19	—	Ur.	1.000	C.	94	— —	—
— 20	—	Ur.	500	C.	100	XV gouttes strophantus.	—
— 21	—	Ur.	400	C.	93	XV — —	—
— 22	—	Ur.	800	C.	90	strophantus supprimé.	—
— 22	—	(au soir)		C.	54	— —	—
— 23	—	Ur.	500	C.	58	— —	—
— 24	—	Ur.	550	C.	56	— —	—
— 25	—	Ur.	350	C.	100	— —	—
— 26	—	Ur.	500	C.	90	— —	

Si nous examinons les symptômes éprouvés par la malade pendant cette administration de strophantus, nous remarquons les faits suivants. Dès le second jour, c'est-à-dire le 11 au soir, les palpitations se calment, et la malade dort un peu mieux.

Le 12, le cœur et le pouls sont à peu près réguliers comme rythme et comme force; leur fréquence a beaucoup diminué et est tombée de 160 à 104; le pouls veineux a disparu; les urines commencent à augmenter : mais c'est à partir du 15 qu'elles deviennent abondantes et le 17 elles arrivent à 3,400. Le cœur varie entre 80 et 100. La malade se sent très bien, dort bien, ne se sent presque plus étouffée.

Le ventre est devenu plus souple et le foie a diminué de volume. Au lieu de se présenter nettement sous la main, comme au premier jour, il faut le chercher, et on trouve alors qu'il est encore nettement pulsatile et que son bord inférieur descend à 4 travers de doigt au-dessous des fausses côtes. L'appétit est revenu et l'œdème des jambes a complètement disparu. Le strophantus est supprimé le 17. Le 18, la diurèse continue, le cœur reste calme. Le 19, les palpitations recommencent un peu et le 20 elles deviennent beaucoup plus fortes. Le cœur augmente de fréquence, présente des irrégularités ; le pouls veineux reparait dans les veines du cou. Les urines baissent et retombent à 500. Le strophantus est redonné à la dose de XV gouttes. Le 21 la malade se sent mieux, mais le 22 elle est prise de phénomènes d'intoxication. Le cœur et le pouls présentent des irrégularités consistant en une suspension régulière chaque 2 ou trois pulsations. La malade vomit beaucoup. Pas de céphalalgie. Le 22 au soir, le cœur a baissé considérablement et ne présente plus que 54 pulsations, dont quelques-unes sont très retardées ; certaines diastoles durent près de 3 secondes. La malade a eu encore quelques vomissements, elle est très abattue : le strophantus a été supprimé le matin. Le 23 et le 24, la glace a arrêté les vomissements, le sommeil a été meilleur; les étouffements et les palpitations ont disparu et le cœur quoique encore lent, est cependant régulier : toutes les pulsations ne passent pas au pouls, qui présente 45 pulsations pour 56 pulsations cardiaques. Les urines restent toujours peu abondantes et ne présentent pas d'albumine.

Le 27, les palpitations deviennent très fortes ; le foie est redevenu très gros, dépasse de 7 travers de doigt les fausses côtes ; battements manifestes ; les veines du cœur sont gonflées et présentent un pouls veineux très marqué ; pas d'ascite ; pas d'œdème, ni pulmonaire, ni des membres inférieurs ; les urines restent faibles.

M. Huchard commence à lui donner de la digitale.

Le 27 août.	Ur. 750	C. 130	Mac. dig	.... 0.30	1° degré.
28 —	Ur. 1.750	C. 104	—	.... 0.30	—
29 —	Ur. 2.500	C. 120	—	.... 0.40	—
30 —	Ur. 3.000	C. 86	—	.... 0.40	—
1er sept.	Ur. 1.600	C. 88	—	.... 0.50	—
2 —	Ur. 1.500	C. 100	—	.... 0.50	—
3 —	Ur. 1.300	C. 80	—	.... 0.50	—
4 —	Ur. 1.450	C. 100	—	.... 0.50	—
5 —	Ur. 1.500	C. 78	—	.... 0.50	—
6 —	Ur. 1.500	C. 72	—	.... 0.50	—
7 —	Ur. 1.750	C. 70	—	.... 0.50	—
8 —	Ur. 1.750	C. 84	—	.... 0.50	—
9 —	Ur. 1.250	C. 72	—	.... 0.50	—
10 —	Ur. 1.000	C. 68	Mac. dig. supprimée.		—

On voit que le lendemain de l'administration le cœur diminue la fréquence de ses battements, et les urines montent à 1,750 ; le 4e jour elles montent à 3,000, et le cœur égale 86. La digitale a calmé les palpitations, le soir même de l'administration. Quant à la diminution de volume du foie et à la disparition des battements veineux, elle a coïncidé avec le summum de la diurèse, c'est-à-dire, le 30 août. Pendant l'administration de la digitale, la malade s'est sentie très bien ; elle n'a eu ni céphalalgie ni envie de vomir ; le ventre a complètement diminué de volume ; le foie est resté toujours gros, mais non pulsatile ; les veines du cou étaient normales et la malade n'éprouvait ni étouffements ni palpitations. Il est utile de faire remarquer que quoique la digitale ait parfaitement agi à la dose de 0,30 et 0,40 les 4 premiers jours, et que le maximum d'effet ait été obtenu le 4e jour, la malade a pu encore absorber cinq grammes et demi de digitale, à la dose assez forte de 0,50 par jour, sans en éprouver aucun mauvais effet. La continuation de la digitale a donc été inutile, mais pas nuisible.

Du 12 au 20 septembre la malade mange bien, se sent à son aise : l'urine varie entre 1,000 et 1,500 : le pouls se maintient entre 90 et 100. Le 20 septembre, il monte à 110. Le 21, l'urine commence à baisser 950, le cœur bat 136 ; les palpitations recommencent un peu, mais la malade mange bien et dort bien. Le 22, les palpitations demeurent plus fortes, les veines du cou augmentent, la région hépatique se tend, devient douloureuse : pas d'œdème des membres inférieurs, pas d'œdème pulmonaire.

La malade prend de la caféine.

Le 22 sept.	Ur. 750	C. 150	Caféine	.... 0.30	1° degré.
23 —	Ur. 550	C. 150	—	.... 0.30	—
24 —	Ur. 300	C. 160	—	.... 0.40	—
25 —	Ur. 100	C. 160	—	.... 0.40	—

Le 26 —	Ur. 250	C. 150	Caféine........	0.50	1° degré
27 —	Ur. 150	C. 150	—	0.50	—
28 —	Ur. 400	C. 150	—	0.50	—
29 —	Ur. 500	C. 150	—	0.50	—
30 —	Ur. 500	C. 140	—	0.50	—
1er oct.	Ur. 250	C. 150	—	0.50	Rég. lacté.
2 —	Ur. 350	C. 150	—	0.50	—
3 —	Ur. 300	C. 140	Caféine suppr.		—
4 —	Ur. 800	C. 180	Caféine........	1 gr.	—
5 —	Ur. 1.300	C. 150	—	1 gr.	—
6 —	Ur. 850	C. 150	Caf.supp.stroph.	X gouttes.	—
7 —	Ur. 1 250	C. 150	Stroph.........	XV —	—
8 —	Ur. 2.250	C. 140	—	XV —	—
9 —	Ur. 1.900	C. 140	—	XV —	—
10 —	Ur. 2.000	C. 100	—	XV —	—
11 —	Ur. 2.250	C. 110	—	XX —	—
12 —	Ur. 1.950	C. 120	—	XX —	—
13 —	Ur. 2.250	C. 120	—	XX —	

Les 14, 15, 16, 17, la diarrhée empêche de recueillir l'urine complètement. Le bocal d'urine ne marque que 1100. Le cœur est toujours rapide et varie entre 140 et 150. Le strophantus est supprimé le 18.

Si nous résumons l'effet de la caféine et du strophantus nous voyons que la caféine n'a pas diminué la fréquence du cœur dont les pulsations sont toujours restées aux environs de 150 à la dose de 0,40 et 0,50, elle est restée sans effet sur les urines, à la dose de 1 gr. elle commençait à les augmenter mais comme le cœur restait toujours rapide, que les palpitations étaient peu calmées, que le ventre augmentait de volume et que les veines du cou devenaient tendues et pulsatiles, la caféine est supprimée : dans les derniers jours de son administration la malade avait eu des palpitations plus violentes, de la céphalalgie assez vive, des envies de vomir, et des étouffements avec insomnie : le pouls était très petit et l'artère radiale semblait contractée. Le 6, la malade prend du strophantus. Le 7 la diurèse avait déjà augmenté, mais le cœur était toujours très rapide et irrégulier. Pulsations fortes. Quelquefois léger intervalle entre deux pulsations. D'autres fois le cœur présente 8 battements relativement lents, suivis de 6 à 8 battements très rapides. La malade se sent cependant mieux, elle a mieux dormi. Pas d'envie de vomir ni de céphalalgie ; garde-robes régulières. Les jours suivants la diurèse augmente beaucoup, mais le cœur garde toujours sa rapidité et son rythme irrégulier. Toutes les pulsations passent dans le pouls, ce qui prouve que le cœur a une certaine force. Les battements veineux du cou sont moins forts. Pas d'envies de vomir ni de céphalalgie. La malade se sent bien, et dort assez bien.

M. Huchard supprime le strophantus le 18. Dès le lendemain les urines baissent considérablement de quantité et tombent à 500. Le 22, le cœur devient incomptable, la malade n'a uriné que 200 ; le foie est énorme, palpitations et étouffements considérables, pouls veineux des veines du cou et cyanose de la face et des extrémités ; *saignée de 500 gr.* Le 23, la malade se trouve un peu mieux, mais elle n'urine toujours pas ; son cœur est rapide, 160 ; elle est mise au régime lacté.

Le 24, la malade a été si oppressée qu'on a été obligé de lui faire dans la nuit une piqûre de morphine : elle reprend de la digitale.

Le 24 oct.	Ur. 500	C. 144	Mac. dig.	0.40	Rég. lacté.
25 —	Ur. 1.000	C. 120	—	0.40	—
26 —	Ur. 1.950	C. 100	—	0.40	—
27 —	Ur. 2.550	C. 96	—	0.40	—
28 —	Ur. 2.600	C. 94	—	0.40	—
29 —	Ur. 2.200	C. 100	Mac. dig.	supprimée.	—
30 —	Ur. 2.250	C. 90	—	—	—
31 —	Ur. 3.200	C. 84	—	—	—
1er nov.	Ur. 3.500	C. 88	—	—	—
2 —	Ur. 2.000	C. 80	—	—	1° degré
3 —	Ur. 1.300	C. 92	—	—	—
4 —	Ur. 1.400	C. 84	—	—	—
5 —	Ur. 1.150	C. 110	—	—	—
6 —	Ur. 1.150	C. 120	—	—	—
7 —	Ur. 2.200	C. 110	—	—	—
8 —	Ur. 1.500	C. 120	—	—	—
9 —	Ur. 1.500	C. 140	—	—	—
10 —	Ur. 1.700	C. 140	—	—	—
11 —	Ur. 1.600	C. 140	—	—	—
12 —	Ur. 1.450	C. 140	—	—	Rég. lacté.
13 —	Ur. 750	C. 160	—	—	—
14 —	Ur. 1.100	C. 160	—	—	—

La digitale a agi dès le 1er jour sur les palpitations et les étouffements : la nuit du 24 au 25 a été bien meilleure. Le 25 le cœur commence à diminuer de fréquence, et en même temps l'urine augmente de quantité. Une dose de 0,40 pendant 5 jours, a suffi pour calmer complètement le cœur et amener une diurèse abondante : je ferai remarquer en passant que depuis son entrée, la malade n'a pas quitté le lit. La sédation de son cœur continue jusqu'au 4 septembre. A partir de cette époque nous voyons la diurèse demeurer à peu près normale, tandis que le cœur devient de plus en plus fréquent : de sorte que dans les maladies du cœur *le bocal des urines n'est pas toujours un thermomètre fidèle : malgré la vitesse des pulsations du cœur la malade n'a pas de palpitations.* Le 12, les battements nerveux du cou deviennent très visibles, le foie augmente de volume et devient pulsatile douloureux. La malade est mise au régime lacté et le cœur battant toujours très fort, la digitale est administrée de nouveau.

Le 15 sept.	Ur. 1.050	C. 160	Mac. dig...........	0.50	Rég. lacté
16 —	Ur. 2.550	C. 80	—	0.40	—
17 —	Ur. 2.750	C. 84	Mac. dig. supprimée.		—
18 —	Ur. 3.300	C. 90	— —		—
19 —	Ur. 3.500	C. 80	— —		—
20 —	Ur. 1.800	C. 88	— —		—
21 —	Ur. 4.000	C. 134	— —		—
22 —	Ur. 2.300	C. 84	— —		—
23 —	Ur. 2.600	C. 100	— —		—
24 —	Ur. 2.500	C. 130	— —		—
25 —	Ur. 1.950	C. 140	— —		—

La sédation cardiaque est obtenue dès le 1er jour. La diurèse devient en même temps très abondante quoique la digitale ne soit administrée que pendant deux jours : il est vrai qu'elle était associée à un régime lacté absolu. La sédation cardiaque dure cependant moins longtemps ; le 21, le cœur comptait 134, et à partir du 24 il redevient fréquent d'une manière continue. La malade commence à prendre du sulfate de spartéine.

Le 26 sept.	Ur. 2.000	C. 160	Sulf. spart..........	0.15	Rég. lacté.
27 —	Ur. 1.750	C. 160	—	0.15	—
28 —	Ur. 750	C. 120	—	0.25	—
29 —	Ur. 1.000	C. 140	Sulf. spart. supp.		—
30 —	Ur. 700	C. 160	— —		—
1er déc.	Ur. 1.000	C. 160	Mac. dig...........	0.50	—
2 —	Ur. 2.300	C. 150	—	0.50	—
3 —	Ur. 2.800	C. 96	—	0.50	—
4 —	Ur. 3.500	C. 94	—	0.50	—
5 —	Ur. 4.000	C. 84	Mac. dig. supp.		—
6 —	Ur. 3.500	C. 90	— —		—
7 —	Ur. 2.300	C. 90	— —		—
8 —	Ur. 2.250	C. 80	— —		—

On voit que le sulfate de spartéine n'a eu aucun effet sur le cœur ; il n'a pas empêché les urines de baisser et le foie de devenir volumineux et pulsatile : il est supprimé parce que depuis le premier jour il provoquait de fréquentes envies de vomir.

Le 30. La malade était dans un état très grand d'asystolie : étouffements et battements du cœur considérables ; foie très gros, dur et douloureux ; pas d'ascite ni d'œdème des membres inférieurs ; rien aux poumons.

1er décembre. Elle prend de la digitale : dès le premier jour la malade se trouve bien mieux et la diurèse augmente ; le cœur n'est calmé qu'après la seconde administration. Le 6, la malade se sentait très bien : pas d'étouffements, foie moins tendu et moins douloureux ; ventre plus souple. Le golfe de la veine jugulaire ne bat plus que d'une manière imperceptible et il n'y a pas d'insuffisance. Les battements du cœur sont en grande partie associés deux par deux : et tandis que le cœur a 98 pulsations, le pouls n'en a que 50. A partir du 8 décembre le poids de la malade est pris tous les jours.

Le 9	déc.	Ur. 2.850	C. 80	Poids	47	Jul. gom.		Rég. lacté.
10	—	Ur. 2.800	C. 100	—	46.9	—		—
11	—	Ur. 2.550	C. 120	—	47	—		—
12	—	Ur. 2.550	C. 110	—	48	—		—
13	—	Ur. 2.350	C. 120	—	48	—		—
14	—	Ur. 2.200	C. 120	—	48	—		—
15	—	Ur. 1.750	C. 140	—	48	—		—
16	—	Ur. 1.100	C. 160	—	49.2	Mac. dig...	0.10	—
17	—	Ur. 2.100	C. 160	—	49	— ...	0.10	—
18	—	Ur. 1.300	C. 160	—	49	— ...	0.10	—
19	—	Ur. 550	C. 160	—	49.1	— ...	0.50	—
20	—	Ur. 1.200	C. 150	—	49.1	— ...	0.50	—
21	—	Ur. 2.800	C. 100	—	48.5	— ...	0.50	—
22	—	Ur. 3.000	C. 64	—	47	Mac. dig. suppr.		—
23	—	Ur. 2.270	C. 72	—	47	—	—	—
24	—	Ur. 4.000	C. 84	—	47.5	—	—	—
25	—	Ur. 4.200	C. 100	—	47	—	—	—
26	—	Ur. 2.700	C. 115	—	47	—	—	—

Nous voyons encore que la diurèse se maintient alors cependant que le cœur devient rapide et irrégulier et que l'asystolie recommence. Le 16, le ventre était gros, le foie pulsatile ; veines du cou gonflées avec pouls veineux. La digitale donnée à dose de 0,10 ne produit rien, et elle n'agit que lorsqu'elle est donnée à dose de 0,50 ; le cœur est de suite calmé et la diurèse augmente rapidement. Le 22, le cœur est régulier ; la malade se sent très bien ; le golfe de la veine jugulaire se soulève un peu ; mais les jugulaires antérieure et externe ne sont plus gonflées ; la malade souffre beaucoup moins de son hypochondre droit qui est bien plus souple ; pas d'étouffements ni de palpitations ; la période post-diastolique des battements du cœur est bien nettement marquée, quelquefois mais rarement elle est un peu prolongée. Sommeil bon. Le tableau précédent nous montre que quoique la diurèse soit assez abondante, le poids de la malade augmente. Il diminue rapidement aussitôt que la digitale a eu produit son effet. L'augmentation de poids est très exactement due à l'augmentation de volume du foie, car malgré ses atteintes fréquentes d'asystolie, la malade n'a pas eu encore d'œdème des extrémités inférieures, ni de congestion pulmonaire. L'ascite existe mais elle est certainement peu abondante. Nous avons affaire ici à une cardio-hépatique pure : tout se passe entre son cœur et son foie.

Le 27	déc.	Ur. 3.500	C. 120	Poids 48	Urée »	Dig. XX g.	B. lact.
28	—	Ur. 3.000	C. 92	— 49	— »	— XX g.	—
29	—	Ur. 3.500	C. 128	— 48.5	— 21.5	— XX g.	—
30	—	Ur. 3.500	C. 130	— 49	— 24.5	— XX g.	—
31	—	Ur. 3.000	C. 94	— 49	— 15	— XX g.	—
1er	Janv.	Ur. 3.200	C. 120	— 49	— 16	Dig. supp.	—
2	—	Ur. 2.700	C. 84	— 49	— 16	—	—
3	—	Ur. 2.000	C. 100	— 49.6	— 14	—	—
4	—	Ur. 2.200	C. 108	— 50	— 15.4	—	—
5	—	Ur. 1.500	C. 120	— 49.4	— 10	—	—
6	—	Ur. 550	C. 148	— 49.8	— 3	—	—
7	—	Ur. 500	C. 100	— 49.500	— 11.5	—	—
8	—	Ur. 600	C. 150	— 49.800	— 18	M. dig. 0.80	—
9	—	Ur. 1.300	C. 96	— 49.2	— 19.5	Dig. supp.	—
10	—	Ur. 3.200	C. 112	— 49.200	— 39.6	—	—
11	—	Ur. 2.700	C. 100	— 48	— 16.2	—	—
12	—	Ur. 3.500	C. 88	— 48.4	— 16.5	—	—
13	—	Ur. 2.550	C. 104	— 48	— 15	—	—
14	—	Ur. 3.100	C. 135	— 48.9	— 21.7	—	—
15	—	Ur. 3.200	C. 110	— 48.4	— 24	—	—
16	—	Ur. 2.100	C. 135	— 49.300	— 23.1	—	—
17	—	Ur. 2.100	C. 160	— 49.600	— 23.1	—	—
18	—	Ur. 1.200	C. 138	— 51.500	— 14.4	—	—
19	—	Ur. 800	C. 150	— 51	—	—	—
20	—	Ur. 1.000	C. 150	— 51.5	— 14.4	—	—
21	—	Ur. 750	C. 160	— 51.5	Mac. dig...	0.30	—
22	—	Ur. 1.600	C. 135	— 51.30	—	... 0.30	—
23	—	Ur. 2.300	C. 92	— 51.300	—	... 0.30	—
24	—	Ur. 3.750	C. 80	— 50.100	—	... 0.20	—
25	—	Ur. 3.200	C. 76	— 47.5	Dig. supprimée.		—
26	—	Ur. 2.900	C. 78	— 47.300	—		—
27	—	Ur. 2.600	C. 80	— 47.400	—		—
28	—	Ur. 3.000	C. 74	— 48.500	—		—
29	—	Ur. 3.500	C. 72	— 48.000	—		—
30	—	Ur. 2.800	C. 101	— 49.300	—		—
31	—	Ur. 2.800	C. 84	— 49	—		—

La digitaline donnée d'abord à la dose de 20 gouttes, c'est-à-dire deux milligr.

maintient la diurèse à un taux assez élevé, mais elle calme moins le cœur que la digitale. Le poids n'a pas diminué pendant son administration. Vers le 6 janvier, l'asystolie recommence ; cœur très rapide, urines rares.

Le 8, M. Huchard donne 0,80 de macération de digitale en 8 fois, toutes les deux heures à partir de 2 heux heures de l'après-midi ; la dernière dose est prise à 4 heures du matin. Déjà pendant la nuit, vers 10 heures du soir, la malade se sent calmée ; ses palpitations et ses étouffements avaient presque disparu le lendemain matin. Le cœur était régulier et battait 96.

Le 10 au matin la crise était conjurée. La diurèse continue ; le cœur est calmé, avec quelques systoles retardées ; pouls assez fort et assez tendu, le poids diminue un peu.

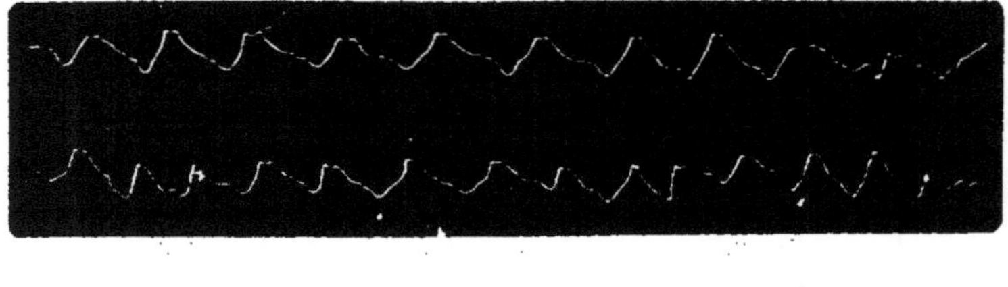

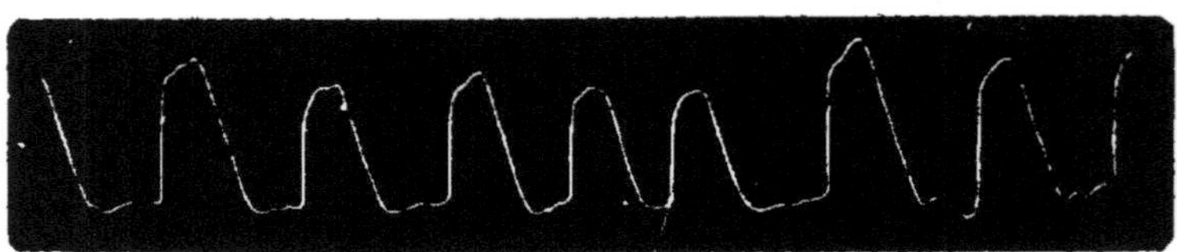

Obs. I. — Tracés pris au cardiographe au niveau de la pointe. Le 7 janvier à 11 heures du matin, et le 9 janvier à 1 heure du soir.

Mais vers le 14, le cœur commence à battre plus rapidement et le *poids augmente quoique la diurèse soit abondante*. La malade se sent cependant très bien et n'a ni étouffements ni palpitation. Le 16, le pouls devient petit et parfois insaisissable ; très léger battement veineux, la malade se sent bien. Le 17, les palpitations recommencent, mais ne sont pas accompagnées d'étouffements. Pas de douleur dans la région hépatique. Le 19, la crise est devenue très forte : poids augmenté de beaucoup, pouls très petit, imperceptible ; jugulaire antérieure très gonflée avec pouls veineux. Région hépatique tendue, mais pas d'étouffements ; ces derniers n'arrivent que dans la nuit du 19 au 20. La région hépatique est très tendue et devient douloureuse. Le 21, elle prend 0,30 de macération de digitale qu'elle continue jusqu'au 26. La diurèse augmente aussitôt, et le cœur se calme rapidement. Le 25 la crise était conjurée, le poids baisse beaucoup et tombe de 51 k. à 47. La malade se trouve très bien ; cœur régulier, foie non tendu, et diminué de volume. Il dépasse encore les fausses côtes de 4 travers de doigt. Le souffle est toujours assez intense, quoique ayant un timbre doux, en jet de vapeur : il est exactement limité à la pointe. Dédoublement du deuxième bruit, à la partie médiane et inférieure du sternum : exagération du deuxième bruit à la base gauche ; pouls moyen des deux côtés, assez tendu. Thorax très sonore, pas de râles ni humides ni sibilants ; pas d'œdèmes.

Respiration calme, 24. Sommeil très bon. Garde-robes régulières.

Cette observation est remarquable à plusieurs points de vue.

D'abord cette malade peut être considérée comme un réactif digitalique : on a essayé chez elle le seigle ergoté, la spartéine, la caféine. Ces substances ont été sans effet ou ont provoqué d'une manière rapide des vomissements, surtout la spartéine.

Le strophantus avait une premiere fois bien réussi. Le cœur est calmé le 3e jour, la diurèse commence le 3e jour et devient très forte le 6e jour, mais la malade présente à la seconde administration des phénomènes d'intolérance où plutôt d'intoxication caractérisés par un pouls très lent et irrégulier, des vomissements, et un état de prostration assez fort.

La troisième administration agit moins bien sur le cœur que la digitale ; elle agit surtout sur la diurèse.

La digitale au contraire a toujours été administrée avec succès rapide, quoiqu'à dose assez élevée. Elle a été ordonnée 9 fois et jamais elle n'a produit ni vomissements, ni céphalalgie, ni lenteur trop grande du pouls.

Elle a été donnée pendant 12 jours à la dose de 0,50, sans que la malade s'en trouve incommodée, et sans que le cœur descende au-dessous de 68 pulsations. La diurèse et l'apaisement du cœur arrivent d'autant plus vite que la dose de digitale est plus forte.

A la dose de 0,10 le cœur n'est pas calmé le 3e jour, tandis qu'à la dose de 0,50, le cœur est calmé dès le lendemain. La diurèse commence presque en même temps, et devance le plus souvent la sédation cardiaque. La digitaline a eu moins d'action sur le cœur mais l'augmentation des urines a été bien nette.

2. L'action sur les palpitations et l'essoufflement est presque immédiate, pourvu que la dose soit suffisante.

3. L'urée suit en marche croissante et décroissante la courbe de

l'urine : Lorsque la malade urine peu, l'urée est peu abondante. Elle devient très abondante lorsque la malade urine beaucoup.

4. Le pouls de cette malade, examiné jour par jour, nous indique par une rapidité plus grande que l'attaque asystolique va commencer.

Les attaques d'asystolie se ressemblent à peu près toutes.

Le pouls commence à augmenter, alors que la malade est très à son aise, que son urine est abondante et son cœur calme. Puis le cœur commence à devenir plus rapide et plus irrégulier ; les veines du cou présentent du pouls veineux en même temps que le pouls augmente. Les urines restent toujours abondantes. Jusqu'ici tout reste objectif chez elle : mais bientôt le cœur arrive à 150 et la malade commence à avoir des palpitations ; la région hépatique se tend de plus en plus. Les urines ne baissent qu'en dernier lieu, et la malade entre dans la phase vraiment asystolique : les étouffements commencent, les palpitations deviennent très fortes, le foie devient douloureux, pulsatile ; la malade ne dort plus. Il est rare cependant que l'on constate chez elle soit un léger degré d'œdème pulmonaire, soit un léger œdème des jambes.

Le cœur est tumultueux, et on a de la peine à entendre le souffle si net que l'on perçoit avec le dédoublement qui le suit, lorsque les malade est calme : le pouls devient petit, presque incomptable.

La digitale administrée pendant 3 jours à la dose de 0,50 a rapidement raison de ces accidents qui paraissaient si menaçants, et qui amèneraient assez rapidement la mort de la malade si on n'intervenait pas. Ce qu'il y a surtout de remarquable, c'est que jusqu'ici tous les troubles se localisent dans le cœur et dans le foie : tous les autres organes restent indemnes.

Observation II

Rétrécissement mitral et cirrhose hépatique.

La nommée B...., Noémie, âgée de 35 ans, journalière, entre le 31 mai 1887, salle Louis, n° 19.

De bonne santé ordinaire, elle a vers l'âge de 14 ans un rhumatisme occupant le membre supérieur droit, et d'une durée de 4 mois. A l'âge de 30 ans, survient une fièvre typhoïde à la suite de laquelle se déclare une carie des côtes précardiaques : on est obligé de lui faire une résection en juillet 1883, et elle porte au niveau et en dedans du mamelon les cicatrices de cette opération. Six mois après elle éprouva pour la première fois un essoufflement devenant de plus en plus fort, les palpitations surviennent et le ventre commence à grossir.

Il y a 3 mois, après avoir ressenti une vive douleur dans l'hypocondre droit, le ventre se met presque subitement à devenir beaucoup plus gros. Les jambes ont commencé à enfler il y a six mois.

Depuis sa fièvre typhoïde elle se plaint de forts maux de tête, et par moments la vue semble abolie du côté gauche ; elle voit fréquemment des brouillards et des éclairs de différentes couleurs ; lorsqu'elle est dans cet état elle a parfois des étourdissements et il lui est arrivé de tomber par terre ; pas de nervosisme.

Depuis quelque temps l'appétit, qui était ordinairement bon, a diminué ; pas de vomissement ; constipation ordinaire ; peu d'urines.

État actuel, le 15 juin. — Le cœur est hypertrophié : la pointe bat dans le 7e espace intercostal et à deux centimètres en dehors du mamelon : il présente des pulsations très rapides, 240, et il est impossible de distinguer des bruits anormaux, palpitations très pénibles. Pouls petit. Les poumons présentent un peu d'œdème aux bases : essoufflement très fort. Abdomen très volumineux; ombilic dilaté; ascite considérable qui empêche d'examiner le foie. Les urines d'hier marquent 1200 et ne présentent pas d'albumine. Légère teinte cyanotique des pommettes; les mains et les pieds sont d'un rouge violacé ; la malade a remarqué que ces troubles vaso-moteurs ont débuté après sa fièvre typhoïde. Œdème moyen des membres inférieurs, ne remontant pas au dessus des genoux.

Le 2, les urines = 800 et le cœur = 200. On pratique, à cause des étouffements, une ponction, qui permet de retirer 30 litres d'un liquide séreux, légèrement jaunâtre. Le foie peut alors être examiné : il est très gros, à bords mousses, descendant à 4 centimètres des fausses côtes ; il présente des pulsations, mais elles sont plutôt transmises. Après la ponction les battements du cœur deviennent tumultueux et la cyanose plus considérable.

Le 3. *Ur.* 800. *C.* 180.

Le 4. *Ur.* 2250. *C.* 220. Eau-de-vie allem. 20 gr. La malade ressent toujours des palpitations qui se compliquent par moments d'accès de tachycardie : le cœur bat alors 250 fois par minute. Le pouls est filiforme. L'œdème des jambes tend à diminuer, mais la teinte cyanotique des pieds et des mains persiste. Six ventouses scarifiées sur la région hépatique qui est douloureuse. L'oppression est toujours forte.

Les 7, 8, 9, 10 *la malade prend* 0,30 *centigr. de macération de digitale*, qui est supprimée le 11, à cause de quelques maux de tête accompagnés d'éclairs dans les yeux. Le pouls est cependant plus fort et les palpitations de cœur moins fréquentes. Le cœur diminue le nombre de ses battements et le 13 on ne compte que 104 pulsations qui sont assez régulières. Le premier temps est nettement frappé ; il est précédé par un souffle présystolique se prolongeant pendant tout le grand silence. Les urines se sont maintenues entre 1900 et 2200. L'œdème des jambes a complètement disparu, mais la teinte cyanotique des pieds et des mains persiste. Le ventre augmente un peu de volume, et l'hypochondre droit est toujours douloureux.

Les 14 et 15, elle prend 0,50 de macération. Le 16 elle se plaint de maux de tête et de quelques étourdissements ; elle voit tout tourner autour d'elle, éclairs dans les yeux ; le sommeil est plus lourd sans rêves ni cauchemars. Pas de vomissements ; elle a seulement quelques nausées. La malade se trouve cependant bien mieux. Le pouls est plus régulier et plus fort ; les palpitations sont moins violentes. Les étouffements persistent, mais ils sont probablement dus à l'augmentation de volume du ventre. Pas d'œdème des jambes ; teinte cyanotique moins forte. La région hépatique est toujours douloureuse ; 4 ventouses scarifiées, qui saignent beaucoup, produisent un grand soulagement et font disparaître le point douloureux.

Du 18 au 23, la malade prend d'abord LX *puis* LXXX *gouttes de teinture de digitale.* Les urines augmentent et se maintiennent jusqu'au 26 au-dessus de 2000. Le cœur diminue le nombre de ses pulsations, qui le 22 égalent 64. Le 3e jour de l'administration la malade ressent quelques envies de vomir, a mal à la tête ; le 4e jour les éclairs dans l'œil gauche reparaissent : elle transpire beaucoup.

Le 6e jour le mal de tête et les nausées augmentent et la digitale est supprimée : ces accidents disparaissent 2 jours après la cessation du médicament.

Du 21 juin 1887 au 2 février 1888, la malade prend encore à sept reprises différentes de la digitale, une fois pendant 10 jours et à la dose de 0,50.

La digitale a été administrée 10 fois, et la quantité absorbée a été de 10 gr. en 80 prises. La malade après avoir été légèrement incommodée au début par de la céphalalgie, des envies de vomir et quelques éclairs dans les yeux, a beaucoup mieux supporté ensuite des doses plus fortes et plus prolongées : aucun accident sérieux ne s'est produit. La digitale a maintenu le système cardio-vasculaire dans un état de bonne contraction. Le cœur et les palpitations ont été calmées sans que cependant le pouls descende au-dessous de 60. Il s'est ordinairement maintenu entre 70 et 100. Les accès de tachycardie n'ont pas reparu. L'œdème s'est complètement dissipé ainsi que la cyanose des extrémités. L'action sur les urines, très nette pendant les premières administrations, a été ensuite moins sûre. Les ponctions, assez rapprochées au début, sont devenues plus éloignées : 2 juin,

30 litres ; 5 juillet, 11 litres ; 4 août, 16 litres ; 4 octobre, 18 litres ; 19 novembre, 20 litres ; 4 janvier, 18 litres. Il est à remarquer que les pulsations du cœur qui devenaient tumultueuse après les premières ponctions sont restées assez calmes après les dernières.

Du 3 au 19 janvier, Je compte le chiffre de l'urée et voici le tableau correspondant à ce dosage :

Le 3 janvier.	Ur. 450	Urée.....	9.35		
4 —	Ur. 500	—	9.1		
5 —	Ur. 400	—	11.3		
6 —	Ur. 400	— ...	10		
7 —	Ur. 300	—	11.4		
9 —	Ur. 450	—	14.4	Mac. dig	0,80
11 —	Ur. 400	..	6.24	—	0,60
12 —	Ur. 600	— ..	9.36	—	0,40
14 —	Ur. 550	—	14.95	—	0,40
15 —	Ur. 600	....	14,82	—	0.40
16 —	Ur. 600	— ...	12,48	—	0,40
17 —	Ur. 600	....	11.70	Mac. dig. supprimée.	
18 —	Ur. 600	—	13.26		

OBSERVATION III

Insuffisance et rétrécissement mitral.

La nommée D..., Elisabeth, âgée de 58 ans, entre le 3 novembre 1887, salle Louis, n° 22. Pas de maladies antérieures ; ni fièvre typhoïde, ni rhumatisme. Il y a six mois elle éprouve un grand chagrin et se trouve malade depuis cette époque. Elle avait bien eu auparavant quelques palpitations de cœur, mais elle ne s'en était pas autrement préoccupée. Elle commence alors à enfler des jambes surtout le soir, et à ressentir des palpitations de cœur plus fortes ainsi que des étouffements. Pas de toux ni d'expectoration. L'appétit se perd petit à petit ; elle digère bien cependant ce qu'elle mange ; pas de vomissements ; pas de sommeil. L'enflure qui avait disparu après l'administration de la digitale, a reparu il y a à peu près six semaines.

État actuel, le 3 novembre. — Tempérament lymphatique ; teint pâle de la face, pas de cyanose. Les veines du cou ne sont pas gonflées, et on ne remarque pas de battements artériels soit dans les carotides, soit dans les sous-clavières ; état normal de la respiration, 24. La malade tousse un peu, mais ne crache presque pas ; on constate de l'œdème aux 2 bases, surtout à droite : matité et râles fins ; le cœur ne présente rien à l'inspection, à la palpation on constate un léger thrill au niveau du battement de la pointe, ce battement est de moyenne intensité et a lieu dans le 6e espace intercostal, à 2 centim. au dessous du mamelon et un peu en dehors. A l'auscultation, le cœur est irrégulier, force moyenne et inégale des battements 100 ; le 2e bruit est aussi fort à gauche qu'à droite, peut-être un peu plus fort à la base gauche ; à la pointe souffle doux au 1er temps et par moment dédoublement du 2e temps. Le pouls est petit, on ne constate pas l'athérome des artères ; du côté du tube digestif, on remarque un ballonnement considérable de l'abdomen ; une ascite moyenne, une circulation veineuse plus forte qu'à l'état normal. Le foie est gros, dépassant de 4 travers de doigt les fausses côtes. Pas de douleur locale ni de teinte ictérique.

La malade urine assez bien, mais peu à la fois. On ne constate ni sucre ni albumine ; œdème assez fort, assez dur par places, et limité aux jambes, cuisses et partie inférieure de l'abdomen.

Du 4 au 13 l'urine est assez abondante, et se maintient entre 2,500 et 3,000. La diurèse augmente surtout depuis qu'elle est au régime lacté. Malgré cela l'œdème reste à peu près stationnaire. Le cœur bat dans les environs de 100. Les étouffements sont un peu calmés.

Le 13, l'hypochondre droit est douloureux et on applique 3 ventouses scarifiées.

Du 14 au 18, elle prend XV gouttes de strophantus sans grand résultat ; le cœur est irrégulier, par moments bigéminé. Parfois plusieurs pulsations paraissent très rapprochées et sont suivies d'un petit silence.

Du 18 au 22, M. Huchard ordonne 0,50 de macération de digitale.

Le cœur devient plus régulier et bat d'une manière assez calme ; le pouls est mieux frappé. Les étouffements sont diminués. Les urines augmentent beaucoup, comme on peut le voir par le tableau suivant :

Le 16 déc.	Ur. 2000	C. 100	Stroph	XV.
17 —	Ur. 2000	C. 100	—	XX
18 —	Ur. 1800	C. 104	Mac. dig................	0,50
19 —	Ur. 3500	C. 98	—	0,50
20 —	Ur. 3200	C. 80	—	0 50
21 —	Ur. 4100	C. 90	—	0,40
22 —	Ur. 3500	C. 80	Mac. dig. supprimée.	
23 —	Ur. 4100	C. 80	— —	

La malade repose bien mieux et l'œdème qui jusqu'à ces jours derniers était resté stationnaire, diminue sensiblement ; pas de céphalalgie ni d'envies de vomir ; sommeil très bon.

Du 24 au 11 décembre l'urine oscille entre 3,000 et 4,000, et le cœur bat dans les environs de 80. L'œdème disparaît de plus en plus, les jambes sont molles et le ventre moins tendu. Le foie est encore gros, mais la région hépatique est bien plus souple et moins douloureuse.

Le cœur est régulier ; on entend au premier temps et à la pointe un souffle présystolique et un dédoublement du second bruit ayant son maximum au niveau de la base et à gauche.

Du 1er au 15 décembre, la malade va très bien, le cœur varie entre 84 et 96, les urines entre 2000 et 2500.

A partir de ce moment les urines oscillent entre 2000 et 1500 ; la malade recommence à étouffer en marchant et en faisant des mouvements ; les palpitations de cœur augmentent, depuis déjà une 15e de jours elle se plaint d'une douleur très forte au niveau du droit antérieur de la cuisse droite ; sommeil assez bon.

Le 25. Elle n'urine que 1100 ; l'étouffement augmente davantage, les palpitations du cœur sont trèsfortes ; légère céphalalgie hier avec saignement du nez. La malade a perdu l'appétit, mais les jambes n'enflent pas.

Le 26. Ur. 900 C. 96 Mac. dig... 0,40 eau-de vie all.
27. Ur. 1100 C. 92 — .. 0,30
28. Ur. 2100 C. 96 Poids 49 — .. 0,50

La malade n'étouffe pas davantage, mais la respiration est plus courte ; elle urine moins qu'elle n'urinait ; le ventre se tend un peu. Le pouls est régulier ; on commence à prendre le poids de la malade.

Le 29. Ur. 1100 C. 100 Poids 49 Urée.... 5,700 Dig. supprimée

Hier quelques vertiges et de la céphalalgie ; des éclairs dans les yeux depuis avant-hier ; pas d'œdème. La malade va cependant mieux.

Le 30. Ur. 1000 C. 100 Poids 48,700 Urée 5

Le mieux continue ; le ventre est toujours gros, mais il existe plus de gaz que d'ascite ; la région hépatique n'est pas douloureuse. Pas beaucoup d'étouffements ; on constate quelques râles d'œdème aux bases ; pas d'œdème des membres inférieurs. On entend au cœur un souffle présystolique avec dédoublement du 2e bruit ; pas de céphalalgie ni d'envies de vomir.

Le 31. Ur. 1000 C. 100 Poids 49 Urée 4.50

La malade se sent bien ; pouls sensible mais presque filiforme.

Le 1er janv. Ur. 1800 C. 96 Poids 49 Urée. 5
2 — Ur. 2700 C. 100 — 50.5 — 10.8 Digit. XX gout.

La malade ressent quelques douleurs au niveau de la région précordiale ; pouls assez sensible, quoique un peu faible ; impulsion cardiaque modérée.

Le 3 janv. Ur. 2000 C. 92 Poids 51 Urée 8 Digit. XX gouttes.
4 — Ur. 2500 C. 92 — 51 — 7.5 — XX —

Râles d'œdème assez nombreux aux bases ; pouls toujours faible ; respiration : 44.

Le 5 janv. Ur. 2000 C. 99 Poids 50 Urée 6 Digit. suppr.

Le 6 janv. Ur. 2600 C. 96 Poids 49.5 Urée 2.60 —

— 7 — Ur. 2100 C. 92 — 49.3 — 6.30 —

La malade se sent bien et a bien dormi.

Le 8 — Ur. 2500 C. 82 Poids 49 Urée 7.50

Cœur bien nettement bigéminé ; pas d'étouffements ni d'œdème.

Le 9 — Ur. 2400 C. 92 Poids 48.200 Urée 9.60

10 — Ur. 2800 C. 84 — 49 — 5.60 Mac. dig. 0 30

11 — Ur. 2800 C. 84 — 49 — 12.2 — 0,30

Pouls petit, mais très perceptible.

Le 12 — Ur. 3100 C. 90 — 48.600 — 12.4 — 0,40

Pas d'étouffement ; sommeil assez bon quoique la malade se sent un peu agacée.

Pas de mal à l'estomac.

Le 13 janv. Ur. 2100 C. 92 Poids 49 Urée 10.50 Digit. 0.40

14 — Ur. 2500 C. 92 — 49 — 15,00 — 0.50

15 — Ur. 2800 C. 88 — 48.700 — 11.200 — 0.50

16 — Ur. 2200 C. 88 — 48.500 — 13.200 — 0 50

17 — Ur. 2600 C. 88 — 48.300 — 7.80 Dig. suppr.

La malade a eu mal à l'estomac et a vomi cette nuit ; pas de céphalalgie, pouls assez bon.

Le 18 — Ur. 2100 C. 88 Poids 48,800 Urée 10,50

Maux d'estomac très forts, surtout après avoir mangé ; pas d'envies de vomir, pas de céphalalgie, pas de vertige ; pas de palpitations ni d'étouffements ; pas d'œdème.

Le 19 janv. Ur. 2600 C. 80 Poids 48

La malade se sent très bien.

Le 20 — Ur. 2000 C. 84 — 47.400

21 — Ur. 2500 C. 88 — 47.100

22 — Ur. 1000 C. 88 — 47.400

23 — Ur. 2800 C. 80 — 48.300

La malade n'a plus ni palpitations ni étouffements ; pas d'œdème ; foie toujours gros mais non douloureux ; on entend au cœur un dédoublement du 2e bruit avec souffle présystolique.

Chez cette malade, la digitale administrée pendant quatre jours à la dose de 0,50, réussit très bien une première fois : le pouls baisse de fréquence sans cependant descendre au-dessous de 80, on n'observe aucun accident. La seconde fois la digitale donnée à moindres doses agit moins bien : elle est supprimée le troisième jour à cause de quelques vertiges et d'éclairs dans les yeux. La diurèse a été augmentée, les palpitations et les étouffements ont été améliorés, mais le poids n'a pas diminué.

La digitale donnée une troisième fois d'abord sous forme de digitaline, puis sous forme de macération, a augmenté notablement la diurèse ainsi que la quantité d'urée.

Le foie a diminué le volume ainsi que le ventre, et le poids de la malade est tombé de 51 k. à 47. Cette diminution du poids s'est surtout produite aux dépens de son foie et de son ascite.

Je revois la malade 10 mois après, au mois de novembre. Le ventre a beaucoup diminué de volume : pas d'ascite, presque pas de tympanite ; le foie n'est pas douloureux et il ne dépasse que de 1 travers de doigt et demi les fausses côtes. Elle se plaint de palpitations, mais le cœur est assez calme, 80. Pas de souffles : dédoublement du deuxième bruit s'entendant surtout à la base droite et à la pointe. Pas d'albumine dans les urines

Observation IV

Cardiopathie mitrale.

Le nommé Berthel, Alfred, âgé de 48 ans, entre le 8 juin 1888, salle Bazin, n° 27. Rien d'important à noter dans les antécédents héréditaires. Lui même n'a jamais été malade et n'a eu ni fièvre typhoïde ni rhumatisme. Pas de syphilis; pas d'habitudes alcooliques. Il reste soldat aux colonies pendant 15 ans, et depuis cette époque, c'est-à-dire depuis 12 ans, il exerce la profession de marchand ambulant. Vers le commencement d'octobre, il sent qu'il se fatigue davantage, il éprouve des palpitations accompagnées d'étouffements.

Le 20 novembre il est pris d'un vertige avec céphalalgie, puis il perd connaissance, et reste quelque temps avec du délire revenant surtout le soir : ce délire a duré deux mois et était accompagné de battements de cœur très violents avec des étouffements continuels ; les jambes ont pendant ce temps enflé jusqu'au-dessus des genoux ; pas de paralysie.

L'enflure, après avoir disparu, a recommencé vers le mois de mars : elle devient presque généralisée et le malade est obligé de cesser complètement son travail ; il était très essoufflé et il a eu probablement à ce moment de *l'épanchement à droite avec congestion pulmonaire, car on lui a appliqué* 10 à 15 *vésicatoires.* La gêne respiratoire et l'enflure sont restées très fortes depuis 18 jours, à la suite d'un traitement par le lait et la digitale.

Etat actuel, le 9 juin. — Cœur irrégulier : 150. Hypertrophie modérée ;

pouls petit et irrégulier ; gêne respiratoire très marquée ; R. 48 : le malade est obligé de rester assis dans un fauteuil toute la nuit ; nombreux râles de congestion aux deux bases, avec épanchement pleural à droite. Le foie est très gros ; dépasse de quatre travers de doigt les fausses côtes : il est douloureux à la pression ; pas d'albumine dans les urines ; les jambes sont légèrement enflées, pas d'appétit ; pas de céphalalgie ni d'envies de vomir.

Le 10. Ur. 2000. C. 130. Rég. lacté. Le malade a beaucoup étouffé et n'a pas dormi. Pouls petit, irrégulier.

Le 11. Ur. 2000. C. 170. R. 50. Mac. dig. 0,40. Cœur irrégulier, pouls faible, ne roulant pas sous le doigt : oppression toujours très forte. Pas de sommeil ; pas de mal à la tête ni d'envies de vomir.

Le 12. Ur. 1600. C. 120. Dig. 0.40.

Le 13. Ur. 3500. C. 104. R. 40 Dig. 0.40.

Le malade dort très bien depuis 2 jours, quoiqu'il reste toujours assis dans un fauteuil ; moins de palpitations et d'étouffements, pas d'œdème, pas de céphalalgie ni de mal au cœur. En auscultant le cœur on peut entendre un léger souffle à la pointe et au 1er temps ; foie toujours gros.

Le 14. Ur. 3000. C. 100. R. 40. Dig. 0.40.

2e bruit plus fort à la base gauche ; il est même exagéré, retard présystolique ; souffle systolique et léger dédoublement du 2e bruit à la base. Le sommeil est très bon. La respiration reste toujours obscure à la base droite.

Le 15. Ur. 1250. C. 88. Dig. suppr.

Le malade se trouve bien et dort bien ; pas d'envie de vomir ni de céphalalgie. Le malade a pu dormir dans son lit.

Le 16. Ur. 2000. C. 88.

Le 17. Ur. 2000. C. 80.

Le 18. Ur. 1250. C. 68. R. 40.

Le pouls bat assez fort.

Le 19. Ur. 1700. C. 74. Resp. 28.

Le foie est toujours très gros, dépassant de 5 travers de doigt et demi les fausses côtes : il n'est pas douloureux. Au cœur on entend un souffle assez intense à la pointe et au 1er temps, et dédoublement très net du 2e bruit : Le 2e bruit est bien même frappé à la base gauche.

Le malade respire très bien, dort dans son lit ; râles aux 2 bases avec respiration faible surtout à la base droite.

Le 20. Ur. 1500. C. 80.

Le 21. Ur. 1500. C. 96. R. 48.

Depuis 2 jours le malade fume beaucoup ; pendant qu'il fumait il se sentait étouffé, mais depuis hier soir l'étouffement l'a pris d'une manière très forte et ne l'a pas quitté de la nuit ; pas de douleurs : il ressent au niveau de la partie médiane du sternum une sorte de barre. Il a toussé toute la nuit ; matité dans la moitié inférieure du thorax et à droite : respiration très faible à ce niveau, pas de points de côté, pas d'œdème des jambes.

Le 22. Ur. 1200. C. 120. Pouls 60. Dig. 0.40.

Étouffement considérable pendant toute la nuit. Ne tousse pas beaucoup et crache peu, céphalalgie très forte aujourd'hui. Eau-de-vie allemande, 20 gr.

Le 23. Ur. 2500. C. 104. Pouls 68 Dig. 0.40.

La purgation a fait hier beaucoup d'effet.

L'étouffement a disparu hier soir et la nuit a été bonne ; il se trouve très bien ce matin.

2e bruit très fort à gauche et à la base ; pas de céphalalgie, ni d'envies de vomir, il a pris hier sa digitale de 2 à 7 heures.

Le 24. Ur. 2200. C. 96. Pouls 60. Dig. 0.40.
25. Ur. 2500. C. 72. Dig. 0,40.

Le malade n'étouffe plus du tout, dort très bien et n'a pas envie de vomir.

Le 26. Ur. 2000. C. 64. Resp. 32. Dig. supprimée.
27. Ur. 2000. C. 62. — 32.

Le pouls est très bon ; pas de céphalalgie ni d'envies de vomir ; pas d'étouffements ni de palpitations ; sommeil bon.

Le malade se sent très bien et demande à sortir le 20 janvier 1888.

Nous avons affaire à un cardiaque mitral, non rhumatisant et dont le cœur se trouve fatigué. La digitale a très bien réussi sur le cœur et sur les urines, quoiqu'il n'y ait pas eu d'œdème. Le foie qui était volumineux a diminué de beaucoup. Je revois le malade le 17 novembre : il était déjà rentré trois fois à l'hôpital. Cœur irrégulier et présentant 150 pulsations ; léger souffle systolique à la pointe et exagération du deuxième bruit à la base gauche. Étouffements considérables. La respiration prend par moment un rythme particulier : chaque inspiration est suivie d'un spasme du diaphragme quelquefois double, avec une espèce de hoquet qui est très pénible. Le foie est très gros, dépasse de 5 travers de doigt les fausses côtes ; il est pulsatile. Pas de pouls veineux jugulaire. Vomissements pénibles et abondants ; urines rares, avec albumine notable ; œdème marqué des membres inférieurs ; épanchement notable à la base droite. Le régime lacté et le repos n'ont aucun effet. La digitale administrée pendant 4 jours à dose de 0,50 puis 0,40, fait disparaître tout ce cortège de symptômes alarmants.

Observation V

Insuffisance mitrale.

Le nommé Philippe, Achille, âgé de 56 ans, entre dans le service le 20 novembre 1887, salle Bazin, n° 20. Santé ordinairement très bonne, sauf une fièvre jaune contractée à Alger en 1854. Pas de syphilis ; quelques blennorrhagies ; habitudes alcooliques ; pas de rhumatismes.

Il y a 2 ans, bronchite ayant duré 3 semaines. Elle recommence cette année et dure depuis 2 ou 3 mois. Il y a 3 semaines sont survenus des palpitations et des étouffements qui ont été en augmentant; il entre le 29 novembre dans le service.

État actuel, le 30 novembre. — Cœur, 160. Le malade étouffe beaucoup, ne peut rester couché; les battements du cœur sont très irréguliers comme rythme, mais assez réguliers comme force. Pas de souffle à la pointe: les battements du cœur sont d'ailleurs très rapides.

A l'auscultation du poumon, on entend des râles muqueux aux bases et des râles sibilants dans le reste du thorax.

Œdème des jambes assez considérable.

Pas d'albumine dans les urines qui sont peu abondantes. Augmentation de volume du foie. Traitement : *lait ;* eau-de-vie allemande, 20 gr.

Le régime lacté réussit bien d'abord : les urines sont augmentées et oscillent dans les environs de 3000. L'œdème des jambes diminue et avait disparu le 6 décembre. L'excitation cardiaque du début se trouve calmée, et le cœur descend de 140 à 112. Les étouffements et les palpitations ne sont cependant que peu calmés.

Du 7 au 17, *M. Huchard ordonne 3 pilules de scille et de digitale.*

Les urines se maintiennent entre 2000 et 2500 et montent les 10, 11, et 12 à 2750, 4800, et 3000. Le cœur descend de 112 à 74 : on entend à la pointe un souffle doux au 1er temps et un dédoublement du second temps. Les étouffements et les palpitations sont calmés dès les premiers jours. Dans les derniers jours de l'administration de la digitale, le malade se plaignait de quelques étourdissements avec de la céphalalgie; ils persistent jusqu'au 24 décembre. Les étouffements et les palpitations ne reparaissent que le 1er janvier : ils vont en s'aggravant; le cœur augmente la fréquence de ses pulsations ; le pouls devient petit et incomptable, surtout le 5 janvier. Le 9 le malade a un étourdissement très fort et le 10 au matin, il est encore comme étourdi ; le cœur bat 112 et l'étouffement est très fort ; pas d'œdème des jambes ; malgré cela le malade prend, du 10 au 17, XX gouttes de digitaline.

Les urines augmentent et arrivent le 14 et le 15 à 3000 et 3100. Le cœur descend jusqu'à 68 pulsations. Les palpitations et les étouffements diminuent. Les vertiges continuent les 3 premiers jours, puis ils disparaissent et on ne saurait les mettre sur le compte de l'administration digitalique. Le malade sort le 27 janvier 1888.

Cette observation nous montre un malade atteint d'insuffisance mitrale et commençant à présenter une certaine altération cardio-vasculaire. La digitale a très bien réussi et sauf les vertiges et les étourdissements qu'il a ressentis, il n'a eu ni céphalalgie persistante, ni vomissements, ni pouls trop lent. Il est bon de faire remarquer qu'au début le repos et le régime lacté ont calmé l'excitation cardiaque, ont augmenté la diurèse et ont fait disparaitre l'œdème.

Si nous examinons les tracés pris 6 jours avant l'administration de la digitaline et 3 jours après, nous voyons qu'il y a une différence énorme. Les pulsations présentent dans le second cas plus d'amplitude. L'irrégularité est moins grande, le dicrotisme est presque absent, malgré l'amplitude plus grande du tracé, tandis qu'il est très net dans le tracé pris avant la digitaline. Enfin, point qui présente une plus grande importance, la ligne d'ascension est plus verticale, et le sommet de la courbe, au lieu d'être arrondi, présente un plateau convexe et assez long : la ligne descendante va rejoindre plus directement la ligne ascendante.

Obs. V. — Tracés au sphygmographe, pris le 4 et le 19 décembre avant et après l'administration de la digitale.

OBSERVATION VI

Insuffisance mitrale.

La nommée H... Lucie, âgée de 50 ans, repasseuse, entre, le 16 juin 1883, salle Louis, n° 20.

Père et mère morts très vieux ; toujours bien portants et n'ayant jamais eu de rhumatismes. La malade a toujours joui d'une bonne santé ; jamais de rhumatismes ; elle a il y a 2 ans une fluxion de poitrine qui dure 4 semaines avec crachement de sang, et c'est depuis ce moment qu'elle éprouve quelques palpitations de cœur et quelques étouffements. L'année dernière nouvelle fluxion de poitrine. Ses jambes ont presque toujours été enflées le soir à cause de varices dues à sa profession. Mais il y a 2 mois, les jambes sont devenues enflées d'une manière continue, et il y a à peu près 15 jours qu'elles sont dans l'état où elles se trouvent maintenant.

Depuis environ un mois les palpitations et les étouffements sont devenus très forts ; la malade d'ailleurs s'est fatiguée beaucoup ces temps derniers.

État actuel, le 16 janvier à 3 h. du soir. — Cœur 130, pouls 130. Respiration 32 ; irrégularité surtout de rythme ; égalité assez grande de force, battements du cœur assez énergiques. Le pouls est très petit, on entend au cœur et à la pointe un souffle systolique très fort ; pas de dédoublement du second temps. 2e bruit plus fort à la base gauche. Hypertrophie moyenne. Étouffement très grand ; la malade ne peut pas rester couchée, la respiration est rapide, 32, mais régulière ; les étouffements surviennent surtout la nuit. Râles d'œdème occupant la moitié inférieure du thorax des 2 côtés ; respiration libre dans le reste du thorax. Le souffle systolique de la pointe s'entend très bien en arrière. La malade tousse beaucoup, mais crache peu ; expectoration séro-muqueuse, pas d'œdème des membres supérieurs ; œdème considérable des membres inférieurs surtout aux jambes et à la partie inférieure des cuisses ; la peau est dure et tendue. Ventre très gros ; mais il ne paraît pas y avoir d'ascite considérable ; son volume dépend surtout d'un œdème très fort de la paroi abdominale avec tympanite. Le foie est difficile à examiner ; il est sensible à la pression. Pas de céphalalgie ni d'envie de vomir ; la malade ne dort pas et passe la nuit assise dans un fauteuil. Pas beaucoup d'appétit. Elle a été ce matin à la garde-robe. Eau-de-vie allemande, 20 gr.

Le 17. Ur. 250. C. 130. Resp. 24. Rég. ordin. La malade a étouffé toute la nuit ; palpitations très fortes ; un peu de diarrhée.

Le 18. Ur. 300. C. 126.

Étouffements et palpitations toujours considérables. Il lui semble que le cœur va sortir de sa poitrine. La diarrhée empêche de recueillir toutes les urines.

Le 19. Ur. 750. C. 124. Resp. 36. Mac. dig. 0.50.

Les étouffements n'ont pas diminué. La diarrhée s'est arrêtée hier soir ; pouls très petit ; palpitations très fortes ; pas de sommeil.

Le 20. Ur. 120. C. 104. Mac. dig. 0,50.

Le cœur est bien plus régulier ; on entend un souffle très net à la pointe ; léger dédoublement du second temps. La malade a un peu mieux dormi cette nuit et a étouffé un peu moins ; les palpitations ont été aussi violentes. Pas de céphalalgie ni de mal au cœur. Toux assez forte, accompagnée de quelques petits crachats séro-muqueux.

Le 21. Ur. 1550. C. 108. Mac. dig. 0.50.

Le pouls est plus sensible ; la malade a encore beaucoup étouffé. L'enflure reste à peu près dans le même état ; appétit meilleur.

Le 22. Ur. 4000. C. 92. Resp. 24. Mac. dig. 0.50.

Le pouls devient plus sensible ; les étouffements ont de beaucoup diminué. Pas de céphalalgie ni d'envies de vomir. Appétit bon ; un peu de diarrhée. Les palpitations sont cependant encore très fortes et l'œdème paraît rester stationnaire.

Le 23. Ur. 3300. C. 92. Dig. 0.50.

La malade se sent bien mieux ; sommeil très bon, pas de diarrhée, ni d'envies de vomir ; pas de céphalalgie ; palpitations moins fortes.

Le 24. Ur. 3300. C. 88. Dig. 0.50.

Étouffements pendant la nuit, mais pas de palpitations.

Le 25. Ur. 2700. C. 72. Dig. supprimée.

Le cœur est régulier, mais les étouffements continuent. Pas d'épanchement dans la plèvre ; 40 ventouses sèches. Elle a eu hier soir et ce matin de la diarrhée et quelques nausées ; pas de céphalalgie.

Le 26. Ur. 2250. C. 80.

Pouls assez fort ; la nuit a été bonne et les étouffements bien moins considérables ; les ventouses ont produit un très bon effet.

Depuis 2 ou 3 jours les cuisses et le ventre sont bien moins tendus. Pas d'envie de vomir, mais toujours un peu de diarrhée.

Le 27. Ur. 2250. C. 76.

Le 28. Ur. 2000. C. 80.

La malade se plaint d'un peu d'épigastralgie, mais n'a pas d'envie de vomir, pas de céphalalgie ni de palpitations, légers étouffements.

Le 29. Ur. 2500. C. 80.

Moins de mal à l'estomac.

Le 30. Ur. 1550. C. 80 ; 40 ventouses sèches, toujours un peu oppressée la nuit.

1er. Ur. 1700. C. 84.

La malade a très bien dormi et a été bien moins gênée pour respirer.

Le 2. Ur. 1000. C. 80.

Les jambes sont moins tendues et l'œdème a diminué beaucoup ; étouffements par moment assez forts.

Le 4. Ur. 1500. C. 92. Rég. lacté.

Le 5. Ur. 1800. C. 104.

La malade étouffe bien moins et a bien dormi. L'œdème des jambes diminue de plus en plus et la malade se sent très bien.

La digitale a augmenté rapidement la diurèse et calmé le cœur : mais l'action sur les étouffements n'a pas été aussi nette, peut-être parce que la malade continuait à manger : les accès d'oppression étaient surtout calmés par les ventouses sèches.

Je revois la malade le 30 octobre.

Elle présente au cœur et à la pointe un souffle nettement systolique et assez fort. 2e temps accentué à la base gauche.

L'œdème des jambes a diminué beaucoup. L'œdème des parois abdominales a complètement disparu, le ventre est très souple quoique très gros : on constate de l'ascite en quantité notable.

Le foie est sensible à la pression ; il est très gros et dépasse de quatre travers de doigt les fausses côtes ; on peut surtout le sentir lorsqu'on fait coucher la malade sur le côté gauche. Pas d'albumine dans les urines.

Observation VII

Insuffisance et rétrécissement mitral.

La nommée X..., âgée de 35 ans, entre le 23 juin 1887, salle Louis, nº 1.

On note dans ses antécédents plusieurs rhumatismes, elle se présente avec un œdème moyen des jambes, des étouffements considérables, des palpitations de cœur très violentes, et de l'insomnie ; elle se dit très sensible à l'action de la digitale.

Le 24. Ur. 1800. C. 90. 1e degré.
25. Ur. 1500. C. 88. —
27. Ur. 2000. C. 76. Dig. 0.50.

La malade a encore des palpitations et des étouffements, depuis un mois elle a assez fréquemment des envies de vomir. Maux de tête, mais pas très forts.

Le 28. Ur. 4000. C. 76. Dig. 0.50.

Pas autant de palpitations et d'étouffements ; elle a un peu dormi cette nuit ; pas d'envie de vomir. L'œdème diminue.

Le 29. Ur. 3200. C. 50. Dig. 0.50.

Bien moins d'œdème ; pas d'étouffements ; quelques rares palpitations ; a très bien dormi cette nuit.

Le soir, C. = 60, assez régulier ; impulsion énergique ; foie dépassant de deux travers de doigt les fausses côtes, on peut sentir facilement son bord antérieur, pas de douleurs ni spontanément ni à la pression ; quelques râles d'œdème aux bases, mais peu nombreux.

Au cœur, souffle très bref, présystolique, avec dédoublement du 2e bruit, surtout marqué à la base. La 1re partie du dédoublement est plus accentuée à gauche du sternum. Hier soir fut mal à la tête qui s'est calmé ce matin, pas d'envie de vomir.

Le 30. Ur. 2000. C. 48. Dig. supprimée.

Pas d'envie de vomir, mais très fort mal à la tête. Le cœur est très calme.

1er juillet Ur. 2000. C. 56.

Toujours mal à la tête, mais pas d'envie de vomir. L'enflure a considérablement diminué.

Le 2. Ur. 1200. C. 48.

Elle a pris ce matin 2 verres d'eau de Sedlitz ; encore de la céphalalgie, mais sommeil assez bon.

Le 3. Ur. 2800. C. 40.

La céphalalgie a disparu. La malade se sent très bien.

Le 4. Ur. 3000. C. 40.

Le 5. Ur. 3000. C. 66.

Le 6. Ur. 3000. C. 60.

La malade continue à bien aller ; et elle sort le 17, à peu près guérie, conservant seulement un peu de gêne respiratoire et quelques palpitations très légères.

Le cœur n'est pas remonté au-dessus de 64.

Chez cette malade la digitale a amené une diurèse abondante et une diminution très sensible des pulsations cardiaques, pas d'accidents, si ce n'est une céphalalgie assez forte, ayant persisté 2 ou 3 jours ; la malade était d'ailleurs sujette aux maux de tête.

Observation VIII

Rétrécissement mitral. — Myocardite.

Le nommé Magnier, âgé de 35 ans, journalier, entre le 30 novembre 1886, salle Bazin, n° 11.

Bonne santé ordinaire ; *pas de rhumatismes*. Il y a 2 ans gangrène sénile au membre inférieur droit : il en reste des traces sur les orteils qui sont petits, rétractés et couverts de cicatrices. Il y a trois mois, en se levant de table, il se trouve paralysé du côté gauche, sans perte de connaissance. Le jour de son entrée on observe une hémiplégie du côté gauche surtout accentuée au membre supérieur ; cœur très irrégulier, faux pas, redoublements, quelques palpitations, mais pas d'œdème.

Je traite le malade par le massage et il est considérablement amélioré ; cette partie de l'observation a été publiée dans l'*Encéphale* (Note sur quelques cas d'hémiplégies de cause organique traitées par le massage, 1887). Le malade sort le 16 mai 1887.

Il rentre le 30 juin 1887 pour achever la guérison de son hémiplégie.

Pendant son second séjour à l'hôpital, il est pris d'une attaque d'asystolie, et le 10 août, les urines marquent 400, le cœur est rapide, 110, irrégulier comme rythme et comme force; on ne constate pas de souffle très net. Œdème des poumons aux deux bases; étouffement considérable depuis deux jours, surtout la nuit : pas d'œdème des jambes. Foie gros, dépassant de trois travers de doigt les fausses côtes.

Le cœur reste les jours suivants irrégulier, et l'oppression est très forte.

Du 13 au 17 il prend du strophantus qui ne produit aucun effet. Le 18, M. Huchard lui fait prendre de la digitale, avec le régime lacté; les étouffements sont considérables; le pouls est petit, incomptable, le cœur irrégulier. Pas d'envie de vomir; légère céphalalgie; pas de palpitations : œdème des jambes surtout marqué aux malléoles.

Le 18.	Ur. 800.	C. 136.	Dig... 0.40.	Rég. lacté.	
19.	Ur. 800.	C. 120.	—... 0.40.	—	
20.	Ur. 500.	C. 110.	—... 0.40.	—	E.-d.-v. all. 20 gr.
21.	Ur. 1000.	C. 120.	—... 0.50.	—	
22.	Ur. 1200.	C. 140.	—... 0.50.	—	
23.	Ur. 1200.	C. 140.	—... 0.50.	—	
24.	Ur. 1400.	C. 120.	—... 0.50.	—	
25.	Ur. 2000.	C. 100.	—... 0.50.	—	
26.	Ur. 2200.	C. 100.	—... 0.60.	—	
27.	Ur. 2200.	C. 100.	—... 0.60.	—	
28.	Ur. 2200.	C. 100.	—... 0.60.	—	
29.	Ur. 2300.	C. 108.	—... 0.60.	—	
30.	Ur. 3000.	C. 80.	—... 0.60.	—	
31.	Ur. 2700.	C. 110.	Dig. supprimée.		

La digitale produit un très bon effet, mais un peu plus lentement que de coutume. La diurèse ne commence que le 4e jour, lorsque le malade a été purgé et que la dose de la digitale a été portée de 0,40 à 0,50. Elle n'atteint son maximum que le 8e jour, et se maintient élevée pendant 5 à 6 jours. Les étouffements et les palpitations sont calmées moins rapidement; le malade ne commence à avoir du calme que le 9e jour. Le cœur reste fréquent pendant les 7 premiers jours, et ne tombe à 100 que le 8e jour.

On n'a observé ni céphalalgie, ni mal au cœur; le pouls n'est pas descendu au-dessous de 80. Le foie a diminué de volume; l'œdème a disparu, et les urines ne présentent pas d'albumine le 27 août.

4 jours après la cessation de la digitale, les urines baissent, le pouls redevient rapide; les étouffements recommencent. On redonne 0,50 de macération

pendant 10 jours, mais après avoir légèrement réussi au début, elle reste sans effet; l'asystolie va toujours en augmentant.

Le 17 septembre. La digitale est supprimée. Les jours suivants le malade prend de la caféine à la dose croissante de 0,15 à 0,50.

Les urines sont à peu près nulles ; le cœur varie entre 120 et 140.

Le 25. Apparaissent quelques crachats sanguinolents d'apoplexie pulmonaire ; râles de congestion avec matité surtout à la base droite.

Les jambes enflent beaucoup.

Les jours suivants, l'apoplexie pulmonaire augmente, la respiration devient soufflante à la base droite ; les crachats renferment beaucoup de sang et sont abondants.

Le malade meurt le 2 octobre.

A l'AUTOPSIE, on trouve un foyer de ramollissement ancien au niveau de la partie moyenne de la capsule interne du côté droit.

Les reins présentent des cicatrices nombreuses et profondes provenant d'anciens infarctus résorbés. On trouve dans les poumons des noyaux volumineux et nombreux d'apoplexie pulmonaire ; foie gros. Au cœur, hypertrophie avec rétrécissement mitral très prononcé ; athérome aortique. Myocardite caractérisée par des traînées blanchâtres sillonnant le tissu musculaire.

OBSERVATION IX

Cardiopathie valvulaire : insuffisance mitrale.

Le nommé Deschamps, âgé de 48 ans, menuisier, entre dans le service le 29 mai 1888, salle Bazin, n° 14.

Son père et sa mère sont morts de vieillesse sans avoir eu ni rhumatismes ni maladies sérieuses. De bonne santé habituelle, et d'un tempérament très-nerveux, il contracte vers l'âge de 23 ans plusieurs attaques de rhumatismes. Il était alors au régiment, et il est réformé pour une maladie de cœur. Cette maladie reste longtemps à l'état latent, et ne l'empêche pas de travailler d'un métier assez dur jusqu'à l'âge de 45 ans.

Il est pris vers cette époque de palpitations de cœur, pour lesquelles on lui ordonne de la teinture de digitale. Il continue à travailler, mais il sent peu à peu ses forces décliner ; il y a 2 ans il entre dans le service de M. Huchard pour des rhumatismes ; quelque temps après survient une hémiplégie du côté gauche qui dure trois semaines et qui ne guérit complètement qu'au bout de sept mois.

A part ces rhumatismes et cette hémiplégie, le malade n'a jamais eu d'autres maladies. Pas de syphilis ni de blennorrhagie ; pas de fièvre typhoïde ; jamais d'excès de boissons, plutôt excès de travail.

Les jambes enflent pour la première fois il y a 15 jours, et l'enflure met 4 ou 5 jours pour arriver à son summum. Les étouffements commencent à peu près vers la même époque, et les battements du cœur deviennent plus forts ; il entre à l'hôpital le 29 mai 1838.

État actuel, le 30. — Palpitations par moment très fortes ; le cœur bat 160 ; il est très irrégulier, très inégal ; on ne peut à l'auscultation rien distinguer de net. La percussion et le lieu où bat la pointe indiquent que le cœur est hypertrophié. Le pouls est petit, incomptable ; par moment il est presque absent. Le cou ne présente ni battements artériels ni battements veineux. Palpitation et étouffements presque continuels depuis 8 jours. Respiration, 32. Congestion pulmonaire très forte avec râles muqueux abondants ; cyanose des lèvres de la face, et des mains. Pas de sommeil, de temps à autre céphalalgie ; foie gros, tendu, douloureux, dépassant de 3 travers de doigt les fausses côtes. Œdème très fort des membres inférieurs ; quantité appréciable d'albumine dans les urines qui sont très rares. Le malade prend deux verres d'eau de Sedlitz.

31 mai. Ur. 500. C. 160. J. gom. Rég. lacté.

4 juin. Ur. 1000. C. 160. — —

Le 2. Ur. 1000. C. 160. — —

Le cœur est assez calme, bien moins irrégulier. Le malade avait depuis 3 semaines un point douloureux au niveau du cœur. Un petit vésicatoire au niveau du point douloureux le fait disparaître Il a dormi cette nuit 4 heures. L'œdème tend à diminuer. Resp. 24. Lèvres rouges, moins cyanosées ; pas de céphalalgie, d'envies de vomir. En somme le malade se sent bien mieux. Il a par moment des faiblesses et il s'affecte un peu. Le soir, palpitations très fortes, cœur, 200. Respiration, 28. Les crises de palpitations durent de 20 minutes à 1/4 d'heure.

Le 3. Ur. 500. C. 200. Resp. 32. Mac. dig. 0.50.

Le malade a un peu dormi cette nuit.

Le 4. Ur. 3500. C. 80. Resp. 28. Mac. dig. 0.50.

Le malade se sent bien mieux : pouls très sensible ; beaucoup de transpiration hier soir : c'est pour cela qu'il n'a uriné hier que 500 gr. Il n'a pas eu d'étouffements et a bien reposé toute la nuit.

Le soir, cœur, 92. R. 20.

Le mieux continue ; pas de céphalalgie ni de mal au cœur. Depuis sa purgation du premier jour, il n'a pas été à la garde-robe.

Les jambes désenflent franchement.

Le 5. Ur. 5000. C. 86. Resp. 20. Mac. dig. 0.25.

Le malade a eu un peu de céphalalgie hier soir, mais elle a disparu ce matin. Cœur un peu barbouillé, mais sans faire d'effort vomitif ; tout a disparu ce matin : il a peu dormi cette nuit, mais il dort depuis ce matin. Les jambes ont complètement désenflé. Gêne respiratoire bien moins considérable : peu de râles dans la poitrine.

Le pouls se sent très bien surtout à droite. Pas de souffle au cœur : exagération du 2e bruit pulmonaire. Pas de battements veineux dans le cœur.

Le 6. Ur. 3000. C. 76. Resp. 12. Dig. supprimée.

Jambes complètement désenflées : léger œdème au niveau des malléoles : sommeil très bon cette nuit : pas de mal de tête ni de céphalalgie. Le lavement purgatif ordonné hier a fait de l'effet ; foie bien diminué de volume ; le soir, C. 120.

Le 7. Ur. 2500. C. 94.

Sommeil assez bon ; bien moins d'étouffements et de palpitations :

Le 8. Ur. 1600. C. 94.

Le 9. Ur. 1600. C. 105. 1e degré.

Pas de palpitations : Le cœur est cependant un peu plus irrégulier. Pas d'œdème des jambes ni d'envie de vomir.

Légère céphalalgie.

Le 10. Ur. 1600. C. 120.

Le malade a bien dormi et n'a pas étouffé.

Le 11. Ur. 1000. C. 100.

Il a eu quelques battements de cœur après avoir mangé hier soir : pas de otts étouffements.

Le 13. Urin. 1500. C. 92.

Le malade a étouffé un peu et n'a pas reposé ; pas d'œdème. Appétit assez bon, mais la digestion est un peu lourde.

Le 14. Ur. 1600. C. 160.

Arrêt présystolique à la pointe ; très léger souffle au 1er temps ; dédoublement du 2e bruit ; irrégularités du cœur.

2e bruit bien mieux frappé à la base gauche ; le malade n'étouffe presque pas, si ce n'est après avoir mangé.

Le 15. Ur. 1600. C. 100. Mac. dig. 0,80.

Pouls petit ; quelques étouffements très légers.

Le 16. Ur. 2000. C. 39. Mac. dig. 0,50.

Le pouls est plus sensible ; pas d'étouffements. 2e bruit bien mieux frappé à la base gauche.

Le 17. Ur. 1250. C. 80. Mac. dig. 0,30.

Légère céphalalgie depuis hier soir ; pas d'envies de vomir.

Le 18. Ur. 1250, C. 60. Dig. sup.

Hier soir légère envie de vomir ; moins de céphalalgie. Pas de palpitations de cœur.

Le 19. Ur. 2000. C. 64. R. 24.

Le 20. Ur. 2000. C. 80.

Céphalalgie assez forte.

Le 21. Ur. 1500. C. 76.

Pas d'étouffements ; sommeil assez bon. Pas de céphalalgie : transpirations abondantes. Cœur encore irrégulier.

Les jours suivants le malade continue à bien aller. L'appétit est bon, le cœur bat entre 80 et 100. Les urines varient de 1200 à 1500,

Le 1er juillet. Ur. 1250. C. 100.

Le malade n'a pas dormi ; pas d'étouffements ni de palpitations ; pas de céphalalgie. Cœur très irrégulier ; 2 verres d'eau de Sedlitz.

Il mange depuis hier. 4 degrés.

Le 3. Ur. 1200. C. 100.

Le cœur est très irrégulier, par moment, pulsations précipitées.

Le 4. Ur. 1200. C. 92.

Le 5. Ur. 1000. C. 140.

Battements du cœur très précipités. Le malade cependant n'étouffe pas et n'a pas de palpitations ; il dort assez bien.

Le 6. Ur. 1000. C. 135.

Le 7. Ur. 500. C. 120. Dig. 0.10.

Sommeil un peu agité, respiration difficile. Pas d'œdème des jambes ; quelques palpitations. Albumine assez notable dans les urines.

Le 8. Ur. 750. C. 110. Pas de digitale.

Depuis hier soir il étouffe beaucoup ; palpitations très fortes ; envie de vomir ; pas d'appétit. Râles d'œdème aux 4 bases, surtout à droite. Pouls très petit, ne laissant pas passer la plupart des pulsations.

Foie tendu, sensible, dépassant de 4 travers de doigt les fausses côtes ; 30 ventouses sèches. Eau-de-vie allemande, 20 gr.

Le 9. Ur. 3000. C. 102. Dig. 0.50. Rég. lacté.

Le malade a un peu dormi, a eu mal à la tête ; pouls très faible ; pas d'envie de vomir.

Le 10. Ur. 2500. C. 84. Dig. supprimée.

Le malade se sent très bien ; pas d'étouffements ni de palpitations ; sommeil très bon. Pouls sensible.

Le 11. Ur. 2000. C. 126.

Les crachats ne contiennent plus de sang. Le mieux continue.

Le 22. Ur. 2500. C. 116.

Le malade se trouve bien et demande à sortir.

Nous sommes en présence d'un malade atteint d'une légère insuffisance mitrale : j'insisterai sur un signe d'auscultation que j'ai rencontré chez quelques malades. Dans le rétrécissement mitral on trouve soit un roulement présystolique, soit en léger souffle présystolique, suivi du claquement systolique et d'un dédoublement du second temps ; ici au contraire il n'y a pas de roulement présystolique ; la première partie de la systole est silencieuse, la deuxième partie est caractérisée soit par un bruit faible, soit par un léger souffle ; le 2e bruit du cœur est souvent dédoublé : je crois que ces différents phénomènes d'auscultation sont un signe d'insuffisance fonctionnelle au début ; chez ce malade le régime lacté améliore au début l'excitation cardiaque ; mais les accès de tachycardie sont toujours aussi forts. La digitale donnée pendant deux jours à la dose de 0,50, remet le malade sur pied. Une deuxième administration à la dose de 0,30 pendant trois jours, produit peu d'effet sur les urines, mais diminue les battements de cœur, et abaisse le chiffre de ses pulsations. Quelques légers phénomènes d'intolérance se produisent, peut-être parce que le malade mange. Une troisième administration de 0,50 pendant un seul jour, suffit pour conjurer une nouvelle attaque d'asystolie.

Observation X

Insuffisance mitrale.

La nommée X..., âgée de 37 ans, entre le 13 juillet 188., salle Louis, n° 17.

A son entrée, le cœur est irrégulier, 108, léger souffle à la pointe et au premier temps.

Deuxième bruit plus accentué à la base gauche.

Palpitations très fortes. La malade étouffe beaucoup, surtout la nuit : elle présente quelques râles de bronchite avec un peu de congestion aux bases.

Les urines sont peu abondantes et contiennent un peu d'albumine ; œdème des jambes ne remontant pas au-dessus des genoux, et ayant débuté il y a 3 mois : il était plus considérable au commencement. Région hépatique tendue, douloureuse, foie très gros, descendant à 4 travers de doigt au-dessous des fausses côtes.

La malade est mise au 1er degré et lait.

14 juillet. Elle prend un purgatif qu'elle vomit ; céphalalgie et étouffements très violents ; pas de sommeil. Cœur, 120. Resp., 40. Le soir les vomissements continuent. Urines toujours rares. Lavement purgatif.

Le 15. Cœur 104. Même état ; *macération de digitale*, 0,50.

Le 16. Cœur 120. *Mac. dig.* 0,50 ; un peu moins d'étouffement, mais palpitations aussi fortes, la malade supporte mal le régime lacté et a de la diarrhée.

Le 17. La *digitale est supprimée.*

Le 18. Cœur, 100. Les urines sont toujours peu abondantes : encore quelques vomissements, que la malade avait d'ailleurs déjà avant sa digitale.

Le 19. Même état : cœur 92. La diarrhée est arrêtée ; le 2e bruit est plus accentué à la base gauche. A la pointe on entend un souffle systolique avec une tendance au dédoublement du second temps.

Le 21. Cœur, 104. Battements et étouffements assez violents ; œdème toujours le même : céphalalgie et nausées ; la malade a même vomi hier soir.

Le 20 juillet.	Ur. 400.	C. 110.	1° degré et lait.			
21	—	Ur. 800.	C. 104.	Mac. dig.........	0.30.	Rég. lacté.
22	—	Ur. 300.	C. 100.	—	0.30	—
23	—	Ur. 3000.	C. 84.	—	0.30	—
24	—	Ur. 3800.	C. 84.	—	0.30	—
25	—	Ur. 3000.	C. 80.	—	0.30	—
26	—	Ur. 2000.	C. 84.	—	0.30	—
27	—	Ur. 2100.	C. 80.	Dig. supprimée.		

La malade se trouve bien mieux ; les jambes sont désenflées ; le foie est moins gros et moins sensible ; étouffements et palpitations calmées. Elle sort très améliorée le 4 août 1888.

Observation XI

Insuffisance et rétrécissement mitral.

Le nommé Granier Louis, âgé de 23 ans, entre dans le service le 24 déc. 1887, salle Bazin, n° 27.

Jamais de maladies ; pas de rhumatismes ; quelques excès alcooliques ; syphilis douteuse. Depuis deux ans il a remarqué des palpitations de cœur survenant surtout par les mouvements. Jamais d'œdème ni de bronchites.

Le jour de son entrée, on trouve un cœur non hypertrophié avec un léger souffle au 1er temps et un dédoublement du second temps : rien à la base ; on compte 80 pulsations à peu près égales. Étouffements survenant surtout le soir et par les mouvements ; palpitations de cœur parfois assez fortes, pendant lesquelles le malade sent son cœur battre très violemment ; il a la sensation d'un poids qui l'oppresse, et ressent quelquefois une vive douleur qui passe comme un coup de poignard.

Le 24 déc.	Ur. 500.	C. 80.	J. gom.		
25 —	Ur. 500.	C. 80.	—		
26 —	Ur. 1000	C. 76.	Mac. dig.	0,50	
27 —	Ur. 1000.	C. 80.	—	0,50	
28 —	Ur. 1250.	C. 88.	—	0,50	
29 —	Ur. 1250.	C. 68.	—	0,50	
30 —	Ur. 1250.	C. 90.	Dig. supprimée.		
31 —	Ur. 750.	C. 100.	—	—	
1er janv.	Ur. 1000.	C. 64.	—	—	
2 —	Ur. 740.	C. 80.	—	—	
3 —	Ur. 1000.	C. 84.	—	—	
4 —	Ur. 1000.	C. 90.	—	—	
5 —	Ur. 750.	C. 100.	—	—	

La digitale a peu agi sur le cœur; elle a légèrement augmenté les urines, et calmé les palpitations ainsi que les étouffements. Ces derniers recommencent 4 jours après la cessation du médicament, et la malade prend du strophantus.

Le 6 janvier.	Ur. 1000.	C. 80.	Stroph.	X gouttes.
7 —	Ur. 1.000	C. 92.	—	—
8 —	Ur. 1.000	C. 60.	—	—
9 —	Ur. 750.	C. 60.	—	—
10	Ur. [illegible].	C. 104.	—	XV gouttes.
11 —	Ur. 1200.	C. 76.	—	—
12 —	Ur. 1250.	C. 80.	—	—
13 —	Ur. 1250.	C. 84.	—	XX gouttes.
14 —	Ur. 1000.	C. 92.	—	—
15 —	Ur. 1250.	C. 64.	—	—
16 —	Ur. 1250.	C. 60.	Stroph. supprimée.	
17 —	Ur. 1000.	C. [illegible].	—	—
18 —	Ur. 750.	C. 104.	—	—
19	Ur. 750.	C. 80.	—	—
20 —	Ur. 600.	C. 76.	—	—
21 —	Ur. 1000.	C. 80.	—	—
22 —	Ur. 750.	C. 100.	—	—
23 —	Ur. 1500.	C. 76.	Dig. XX gouttes.	
24	Ur. 1800.	C. 80.	—	—
25 —	Ur. 1750.	C. 80.	—	—
26 —	Ur. 1000.	C. 92.	—	—
27 —	Ur. 1500.	C. 90.	—	—
28 —	Ur. 1000.	C. 96.	—	—
29 —	Ur. 1500.	C. 80.	—	—
30 —	Ur. 1750.	C. 84.	—	—
31 —	Ur. 1500.	C, 84.	Dig. supprimée.	

Le strophantus a été presque sans action sur le pouls et les urines qu'il a augmentées de deux cents gr. La digitaline a été sans action sur le pouls, mais elle a produit une diurèse manifeste. Les étouffements et les palpitations ont disparu pendant l'administration du strophantus et n'ont pas reparu pendant l'administration de la digitaline. Le malade a été complètement soulagé et sort guéri.

Observation XII

Insuffisance mitrale.

La nommée Ferry, Rosalie, âgée de 62 ans, entre le 8 juin 1887, salle Louis, n° 10.

Pas d'autres maladies que trois atteintes de rhumatisme ; tempérament très nerveux. Depuis déjà quelque temps elle se plaint d'essoufflements et de battements de cœur, surtout lorsqu'elle monte les escaliers : elle n'a jamais eu les jambes enflées ; le jour de son entrée, on trouve un souffle d'insuffisance mitrale pure, accentuation du deuxième bruit de la base à droite. Cœur, 60, l'artère radiale est légèrement athéromateuse. Les palpitations sont parfois très douloureuses.

Le 11 juin.	Ur. 1250.	C. 64.	J. gom.			4 degrés.
12	—	Ur. 1200.	C. 60.	—		—
13	—	Ur. 1250.	C. 60.	—		—
14	—	Ur. 1200.	C. 64.	—		—
15	—	Ur. 1100.	C. 68.	—		—
16	—	Ur. 1200.	C. 68.	Mac. dig............	0.30	—
17	—	Ur. 800.	C. 60.	—	0.30	—
18	—	Ur. 1000.	C. 58.	—	0.30	—
19	—	Ur. 500.	C. 60.	Dig. supprimée.		—
20	—	Ur. 1000.	C. 82.	— —		—
21	—	Ur. 1250.	C. 60.	Teint. dig............	LX g.	—
22	—	Ur. 1250.	C. 49	—	LX —	—
23	—	Ur. 1500.	C. 46.	Dig. supprimée.		—
24	—	Ur. 1100.	C. 60.	— —		—
25	—	Ur. 1100.	C. 60.	— —		—
26	—	Ur. 1300.	C. 60.	— —		—
27	—	Ur. 2000.	C. 47.	— —		—
28	—	Ur. 2000.	C. 51.	— —		—
29	—	Ur. 1700.	C. 65.	— —		—

Le 28 juin, la malade allait très bien, n'avait ni palpitations ni étouffements ; pas d'envie de vomir, ni de douleur d'estomac. Le 19, pas de céphalalgie, mais tête un peu lourde ; envie de vomir cette nuit, et vomissements ce matin ; les urines ont un peu diminué.

Le 21 la malade se trouve bien *et prend* LX *gouttes de digitale*. Le lendemain elle n'a pas de céphalalgie, mais elle se sent comme engourdie ; le pouls a baissé beaucoup, 49. Le 23, le pouls baisse encore, 46 : la malade a mal au ventre sans diarrhée ; elle a envie de vomir et ressent un peu d'épigastralgie. Pas de céphalalgie, la digitale est supprimée. Le lendemain, les envies de vomir continuent ; depuis deux jours la lumière du jour l'incommode. Le 26 tous les accidents disparaissent ; elle se trouve bien les jours suivants et va au Vésinet le 8 juillet.

Chez cette malade la digitale était très mal supportée, et aurait produit de véritables phénomènes toxiques si on avait continué son administration.

C. 4

B. — Digitale dans les maladies de l'orifice aortique, et dans l'artério-sclérose cardio-vasculaire, sans lésions d'orifice.

Observation XIII

Artério-sclérose localisée au cœur, foie et poumons. — Artères périphériques peu atteintes. — Reins fonctionnant bien.

Le nommé Corp..., âgé de 56 ans, tailleur de pierres, entre le 26 juillet 1887, salle Bazin, n° 29.

Ordinairement bien portant, il a eu une fièvre typhoïde à l'âge de 40 ans. Il y a 3 ans, bronchite ayant duré 3 mois ; depuis ce moment le malade n'a pas cessé de travailler, tout en se plaignant de quelques accès d'étouffement, pas de syphilis ni de blennorrhagie, pas d'habitudes alcooliques ; pas de rhumatismes ; jamais d'eczéma ni d'hémorrhoïdes.

Depuis 15 jours les étouffements ont augmenté, et le malade étouffe surtout le soir, ces accès durent quelquefois toute la nuit.

Il y a 10 jours les jambes ont commencé à enfler ; l'œdème a rapidement gagné les bourses.

État actuel, le 26. — Cœur irrégulier ; à peu près 130 pulsations. Signes d'hypertrophie considérable ; 1er bruit non soufflant et nettement frappé à la pointe, les bruits de la base sont peu nets, palpitations très fortes ; le pouls est incomptable, petit, fuyant. Les fonctions digestives se font assez bien et le malade a bon appétit ; foie gros, dépassant de 3 travers de doigt les fausses côtes, douloureux à la pression. ascite très légère ; pas de céphalalgie ; sommeil souvent troublé. urines épaisses, rougeâtres, troubles, 750, pas d'albumine Respiration emphysémateuse ; râles sibilants ; expiration prolongée, œdème assez considérable ; mou, siégeant sur la totalité des membres inférieurs, le scrotum, la verge, la partie inférieure du ventre.

Le 27. Ur. 2500. C. 130. Rég. lacté.

Le 28. Ur. 4000. C. 150. VIII g. strophantus.

Le cœur paraît plus régulier et le pouls un peu plus sensible ; peu de sommeil : beaucoup d'étouffements et de palpitations par moment très fortes ; pas de céphalalgie.

M. Huchard ordonne du strophantus pendant 10 jours, progressivement de

VIII à XX gouttes. La diurèse devient très abondante : les 2e, 3e, 4e jours de l'administration l'urine monte à 7000 et se maintient ensuite aux environs de 2000.

L'œdème disparait complètement. Les étouffements et les palpitations se calment aussi très vite. Le cœur ne diminue cependant la fréquence de ses pulsations que le 7e jour ; lorsque le strophantus est donné à la dose de 20 gouttes. Le malade sort à peu près guéri le 12 août. Le repos puis le régime lacté avaient commencé à se rendre maître de cette attaque d'asystolie ; mais le strophantus est venu donner comme un coup de piston. Le malade a pris en même temps que son strophantus de l'iodure de sodium à la dose progressive de 1 à 3 gr.

Le malade rentre dans le service le 9 novembre. Il a été repris il y a 3 semaines environ de battements de cœur et d'étouffements : facies très pâle, pas d'œdème. Cœur très irrégulier, 140. La plupart des pulsations ne passent pas dans le pouls, 105. Dans la poitrine on observe quelques râles sibilants mais pas de râles muqueux, il est mis au régime lacté et il prend du 13 au 22 novembre de X à XV gouttes de strophantus et 1 gr. d'iodure de sodium. Le régime lacté est mal observé, cependant les palpitations se calment sensiblement quoique le cœur ne descende pas au-dessous de 120. Les étouffements diminuent de beaucoup. L'urine qui s'était maintenue entre 2500 et 3000 monte le 5e jour, à 4000 ; ce jour coïncide avec le moment où le malade commence à prendre 1 gr. d'iodure. Le 5e jour, l'urine monte à 5000, le 6, à 4000, le 7, à 6000.

Le 10. Il prend de la macération de digitale pendant 6 jours à la dose de 0,30, associée à 2 gr. d iodure de sodium. L'action sur les urines est peu sensible : la diurèse se maintient en effet depuis l'administration du strophantus entre 3 et 4000 ; mais elle agit mieux sur le cœur dont elle diminue les pulsations et régularise le rythme. Le cœur descend de 100 à 64 et se maintient entre 70 et 76. Les palpitations sont calmées ainsi que les étouffements ; le malade dort bien et peut rester facilement couché. L'administration de la digitale n'a été suivie d'aucun accident.

La macération et l'iodure sont supprimés le 16. Les palpitations ne tardent pas à revenir ainsi que les étouffements surtout à partir du 19. On constate dans les poumons et aux bases des râles muqueux : dans le reste du thorax on entend des râles sibilants.

Le 2e bruit de la base s'entend mieux à gauche ; pas d'albumine dans les urines.

Le 21. Les palpitations augmentent beaucoup ; le cœur devient plus rapide, et du 21 au 29 le malade reprend de la digitale à la dose de 0,40, et sans iodure, sans aucun résultat : les palpitations augmentent, le cœur reste irrégulier, fréquent, 140 : violentes palpitations de cœur et étouffements très forts.

A partir du 1er janvier, il reprend du strophantus qui a peu d'action sur les urines, sur le rythme et la fréquence des battements du cœur, mais qui produit une grande sédation des palpitations et des étouffements.

Je revois le malade le 15 août 1883 : il se plaignait de palpitations très fortes et d'étouffements ; signes d'emphysème pulmonaire avec léger œdème aux bases ; membres inférieurs un peu œdématiés ; pas d'albumine dans les urines. Le foie est gros et dépasse les fausses côtes de trois travers de doigt. Le cœur est très hypertrophié. Pas de souffles. 2e bruit mieux frappé à la base droite.

Le 15 août.	Ur. 2000.	C. 120.	Tens. art.	22.	Rég. lacté.		
16	— Ur. 2500.	C. 120.	—	22.	Mac. dig.	0.50	
17	— Ur. 3600.	C. 110.	—	19 1/2.	—	0.50	
18	— Ur. 3000.	C. 100.	—	20.	—	0.50	NaI 2 gr.
19	— Ur. 2500.	C. 84.	—	18.	—	0.50	— 2
20	— Ur. 2000.	C. 104.	—	18	—	0.50	— 2
21	— Ur. 3000.	C. 100.	—	18.	Mac. dig. suppr.		— 2
25	— Ur. 2800.	C. 96.	—	20.	—	—	— 2
28	— Ur. 2400.	C. 96.	—	21.	—	—	— 2

La digitale a peu agi sur les urines qui sont restées toujours aux environs de 2500. Les pulsations du cœur ont été diminuées. Quant aux signes subjectifs le malade a toujours étouffé beaucoup. Les palpitations ont été très vite calmées ; le malade sent bien battre son cœur, mais il ne le sent plus battre d'une manière douloureuse ; on voit de plus que la tension artérielle a diminué et de 22 elle est tombée à 18.

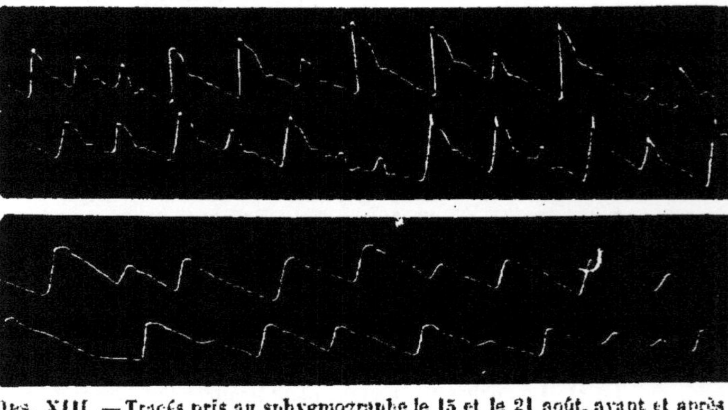

Obs. XIII. — Tracés pris au sphygmographe le 15 et le 21 août, avant et après l'administration de la digitale.

Si nous résumons l'effet des médications que ce malade a subies nous voyons d'abord que le strophantus réussit admirablement, uni il est vrai au régime lacté et à l'iodure de sodium. La seconde fois il a surtout agi lorsque l'iodure lui a été associé. La 3e administration a agi très peu sur les urines. L'action sur le cœur n'a pas été aussi grande; mais le strophantus a agi sur les palpitations et les étouffements.

La digitale, unie une première fois à l'iodure de sodium a bien réussi surtout sur le pouls : mais l'effet sur la diurès a été moins fort que pour le strophantus : il est vrai que le malade n'était plus au régime lacté, et n'avait pas d'œdème.

La 2e administration n'a eu aucun résultat ni sur les urines, ni sur le cœur : la digitale était administrée sans iodure et avec 1 degré. La 3e fois la digitale a peu agi sur la diurèse et les étouffements. Mais elle a agi sur les palpitations : elle était donnée sous forme de sirop.

Observation XIV

Artério-sclérose cardiaque et congestion hépatique.

Le nommé Vautier Jean, âgé de 57 ans, plombier, entre le 3 juillet 1888, salle Bazin, n° 11.

De bonne santé habituelle, et n'ayant eu ni rhumatismes, ni fièvre typhoïde, ni accidents d'intoxication saturnine, le malade voit survenir il y a six mois des palpitations et des étouffements. Il continue cependant à travailler : mais il y a trois semaines il est obligé de cesser son travail.

L'œdème des jambes qui était apparu au début, avait disparu par le repos ; il est revenu aussitôt que le malade a recommencé son travail.

État actuel, le 4 juillet. Le cœur est irrégulier 104, la tension artérielle égale 26. On ne constate pas de souffles ; mais il existe une exagération très nette du 2e bruit aortique. Palpitations très fortes.

Les urines d'hier égalent 500.

Le malade tousse, mais ne crache pas : râles d'œdème aux bases : respiration emphysémateuse : étouffements considérables : œdème mou assez fort des jambes.

Albumine notable dans les urines, pas de sommeil : parfois céphalalgie. Pas beaucoup d'appétit ; quelques envies de vomir, surtout le matin en se levant.

Foie gros, dépassant de 5 travers de doigt les fausses côtes ; il est tendu, douloureux à la pression et quelquefois spontanément.

Le 5. Ur. 3000. C. 112. Mac. dig. 0.50.

Le malade a encore des étouffements très forts, mais il a moins de palpitations.

Le 6. Ur. 550. C. 100. T. art. = 24. Dig. 0.40.

Le malade n'étouffe plus : déjà hier soir il se trouvait mieux, et il a très bien dormi cette nuit.

Le 7. Ur. 325. C. 88. T. art. = 24. Dig. 0.30.

Le cœur est régulier. Pas d'étouffements ni de palpitations.

Le 8. Ur. 250. C. 84. T. art. = 24. Dig. 0.20.

Le cœur est régulier. Pas de céphalalgie, ni d'envies de vomir : sommeil bon.

L'enflure a de beaucoup diminué : bien moins d'albumine dans les urines.

Le 9. Ur. 150. C. 84. T. art. = 22. Dig. 0.20.

Le 10. Ur. 270. C. 76. Dig. 0.20.

Le 11. Ur. 250. C. 80. Dig. 0.20.

Le malade n'étouffe plus : pas de palpitations, ni d'envies de vomir ; légère céphalalgie ce matin : sommeil bon.

Le 12. Ur. 240. C. 64. T. art. 23. Dig., 0.20.

L'œdème pulmonaire a entièrement disparu ainsi que l'œdème des jambes ; pas d'étouffements, ni de palpitations. En somme le malade se trouve très bien.

Exagération très nette du 2e bruit aortique ; foie non tendu, non douloureux, et de beaucoup diminué de volume.

Le 13. Ur. 1000. C. 76. T. art. = 22. Dig. 0.20.

Le 14. Ur. 2070. C. 76. Dig. 0.20.

Le 15. Ur. 1900. C. 80. Dig. supprimée.

Le 16. Ur. 1800. C. 80. T. art. = 21.

Le malade se sent très bien et sort le 19 juillet à peu près guéri.

Nous avons affaire à un artério-scléreux avec congestion hépatique, et asystolie cardio-vasculaire : la digitale a pour ainsi dire agi immédiatement ; elle a fait uriner le malade et diminuer d'une façon sensible la tension artérielle qui de 26 est tombée à 21.

Observation XV

Artério-sclérose de la base de l'aorte.

Le nommé Riv... Julien, âgé de 71 ans, exerçant la profession de cordonnier, entre le 20 juin 1887, salle Bazin, n° 18.

Rien à noter dans les antécédents héréditaires. Le malade jouit d'une bonne santé : soldat pendant 6 ans il a toujours bien fait son service : pas de fièvre typhoïde ; pas de syphilis ni d'excès alcooliques. A l'âge de 35 ans, il contracte pendant 4 mois un rhumatisme qui se localise aux genoux, chevilles, coude et poignets. Ce rhumatisme réapparaît seulement cet hiver dans les membres supérieurs. Le début de sa maladie remonte à 2 ans ; il s'aperçoit qu'il éprouve des étouffements lorsqu'il monte les escaliers ou qu'il soulève un fardeau. Il n'a pas beaucoup de palpitations, mais il est obligé de se coucher plutôt sur le côté droit, et il ressent avant de s'endormir une sorte de pesanteur au creux épigastrique. Il y a 3 ou 4 mois, les chevilles ont commencé à enfler, l'appétit a diminué, la sensation de poids épigastrique a augmenté et est devenue très pénible, surtout le soir en se couchant ; la nourriture et les boissons n'augmentent pas cette sensation.

Ces troubles se sont aggravés il y a 3 semaines ; l'œdème est devenu permanent ; les palpitations et les étouffements ont augmenté. Sommeil difficile ; le malade est souvent réveillé par ce poids épigastrique qui l'oblige de se lever et de s'asseoir sur son lit : pas de maux de tête ; pas de toux ni de crachats.

État actuel, le 20. — Cœur 110. Resp. 34. Le cœur ne bat pas très fort, et on ne perçoit pas facilement la pointe avec la main ; à l'auscultation de la base on entend au 2e temps au niveau de la 3e articulation chondro-sternale droite un bruit accentué et prenant un timbre clangoreux. A ce niveau le doigt perçoit à un léger trill qui va en diminuant d'intensité lorsqu'on se dirige vers la pointe du sternum, au niveau de l'origine de l'aorte il est très accentué et simule un souffle vibrant court et musical. Le 1er bruit de la pointe est bien frappé ; pas de souffle. La pointe du cœur se trouve par l'auscultation au niveau et au-dessous du 7e espace intercostal.

A la percussion, le bord droit du cœur se perçoit à 2 centim. du bord droit du sternum ; hypertrophie notable, pas d'élévation notable des sous-clavières

A la percussion l'aorte paraît augmentée de volume ; pas d'athérome du pouls, tension forte. Les battements du cœur sont très irréguliers avec des intermittences fréquentes et il est parfois difficile de compter les pulsations, pas beaucoup de palpitations. Du côté des organes respiratoires, on ne trouve rien à la percussion, si ce n'est un peu de submatité à gauche. A l'auscultation le bruit clangoreux s'entend dans toute l'étendue du poumon en arrière surtout au niveau du cœur.

A gauche on entend quelques râles d'œdème disséminés à la base ; on entend aussi quelques râles sibilants. Dans le reste du poumon on trouve une respiration faible et rude. Du côté droit on trouve aussi quelques râles d'œdème aux bases ; la respiration est forte, soufflante (emphysème) au niveau du hile et au sommet.

Pas d'albumine, foie gros surtout le lobe gauche, œdème limité aux membres inférieurs.

Le 21. Ur. 500. C. 112. Rég. lacté et 1o degré.
22. Ur. 500. C. 102.

Le 23. Ur. 500. C. 110. R. 36. Teint. de digit........ L gouttes.
24. Ur. 1000. C. 88. — 32. — — .... L —

Pas de mal au cœur ni de mal à la tête ; pas de palpitations. Le cœur est un peu plus régulier qu'hier. Le malade a dormi mais avec beaucoup de cauchemars.

Le 5. Ur. 1250. C. 84. R. 36. Teint. dig., 50 gouttes

Le malade se trouve bien mieux ; les douleurs avec sentiment d'oppression qu'il ressentait au creux épigastrique sont moins fortes.

Sommeil toujours irrégulier. Pas d'envie de vomir, pas de céphalalgie ; le malade a toujours une garde-robe par jour.

Le 25. Ur. 1800. C. 96. Teint. dig., LXX gouttes.

Le cœur est assez régulier ; le bruit clangoreux est toujours le même ; on observe quelques systoles retardées mais pas de faux pas. Il a bien dormi cette nuit et n'a pas eu d'oppression. Pas de maux d'estomac ni de céphalalgie. Vue normale. 2 garde-robes depuis hier.

Le 27. Ur. 2300. C. 78. Resp. 32. Teint. dig. LXXX.

Le malade se trouve très bien ; il a bien dormi, n'a pas trop étouffé. Pas de cauchemars, pas d'étincelles dans les yeux, pas d'envie de vomir, pas de céphalalgie ; on ne trouve plus de faux pas dans le cœur ; pause du cœur bien marquée sans cependant que les systoles soient bien retardées.

Le 28. Ur. 1800. C. 70. Dig. suppr.

Pas d'oppression, ni de mal à l'estomac ; pas de maux de tête, cœur régulier.

Le 29. Ur 1000. C. 76.

Pas beaucoup d'appétit.

Le 30. Ur. 1150. C. 78.

1er juillet. Ur. 900. C. 52. R. 28.

Le cœur est très lent ; il y a quelquefois des repos qui durent une seconde et demie. Par moments 5 à 6 pulsations se suivent d'une manière plus rapide. Pas de céphalalgie, ni de maux d'estomac.

Le 2. Ur. 800. C. 80.

Cœur par moment bigéminé : la deuxième pulsation n'est pas perçue par le pouls.

Le 3. Ur. 1000. C. 62.

Le 8. Le malade se sent très bien et demande à sortir ; cœur régulier avec quelques inégalités.

Observation XVI

Artério-sclérose cardiaque à forme arythmique.

Le nommé Lecarp.., âgé de 45 ans, entre le 21 juin 1887, salle Bazin, n° 16.

Comme antécédents héréditaires, nous trouvons un père mort à 84 ans, ayant toujours joui d'une bonne santé : mère morte à 70 ans d'une maladie du foie.

Comme antécédents personnels, on note deux attaques de rhumatisme, l'une à 20 ans, l'autre à 22 ans. Pas de chancre ni de blennorrhagie : quelques excès alcooliques dans le temps. Il y a 4 ans, l'œdème apparaît une première fois et persiste huit mois.

Il y a 15 mois, nouvel œdème des jambes accompagné cette fois de palpitations de cœur ; ces palpitations deviennent plus violentes depuis trois semaines et s'accompagnent de quelques maux de tête. Il y a quelque temps déjà que le malade se plaint d'une douleur stomacale assez vive, n'augmentant ni pendant les repas, ni après. Peu d'appétit depuis quelques jours ; peu de sommeil, tête un peu lourde ? toux et expectoration peu importantes.

23 juin. Ur. 1100. C. 2. P. 84. 1e degré et lait.

Le cœur bat d'une manière irrégulière, rapide, et il est impossible de compter ses pulsations : on observe des redoublements, des pulsations retardées, et beaucoup de pulsations précipitées qui ne se traduisent au pouls que par une seule pulsation. Palpitation de cœur très fortes. Rien dans les poumons si ce n'est quelques petits râles d'œdème aux bases. Gêne respiratoire surtout forte la nuit : le malade se réveille comme étouffé : peu d'étouffement dans la journée. Pas d'œdème. Pas d'albumine dans les urines. Appétit diminué : sensation fréquente d'oppression au creux épigastrique ; chaque fois qu'il vient de manger, il ressent comme un poids sur l'estomac. Garde-robes régulières.

Le 24. Ur. 900. C. 2. P. 74.

Le 25. Ur. 1200. C. 2. P. 76.

Le 26. Ur. 2000. C. 2. P. 76. Teint. digit. 60 gouttes.

Le cœur est encore très irrégulier. On entend fréquemment une grande pulsation suivie d'une petite. Quelques pulsations sont retardées. Parfois 4 ou 5 pulsations ont une marche précipitée.

Le 27. Ur. 2100. C. 2. P. 78. R. 28. Teint. digit. 80 g.

Le cœur est par moments un peu moins irrégulier. Après 20 pulsations à peu près égales, on en rencontre 20 autres très irrégulières. Nuit un peu agitée, rêvasseries, cauchemars. Pas de céphalalgie ni de mal à l'estomac. Palpitations toujours fréquentes.

Le 28. Ur. 2350. C. 86. P. 66. Teint digit. 80 g.

Le cœur est bien moins irrégulier : encore quelques pulsations retardées et quelques pulsations redoublées on n'entend point de souffle ni à la pointe ni à la base. Le malade se sent mieux : pas de céphalalgie ni d'envie de vomir. La nuit a été bonne : oppression bien moins forte.

Le 29. Ur. 2100. C. 94. P. 72. Teint. dig. 80 g.

Cœur plus régulier : on observe seulement quelques faux pas. Pas de céphalalgie ni d'envie de vomir. Sommeil bon, avec quelques rêvasseries ; dues probablement à un léger alcoolisme. Le malade a remarqué que ses membres ont un peu maigri, sans qu'il y ait eu d'œdème auparavant ; garde-robes régulières.

Le 30. Ur. 1500. C. 82. P. 64. Dig. suppr.

Le pouls ne laisse pas passer toutes les pulsations du cœur. On trouve à l'auscultation quelques pulsations lentes, puis une série de 2, 3, 4 pulsations bien plus rapides qui ne sont pas perçues par le pouls. Léger souffle systolique à la pointe.

1er juillet. Ur. 1750. C. 80. P. 70.

Cœur encore irrégulier : toutes les pulsations n'arrivent pas au pouls ; pas de céphalalgie, ni de mal au cœur.

Le 2. Ur. 1250. C. 82. P. 68.

Le 3. Ur. 1250. C. 88. P. 66.

Moins d'oppression.

Le 4. Ur. 1250. C. 88. P. 66. Stroph. VI gouttes.

Le 5. Ur. 1250. C. 90. P. 80. — VIII gouttes.

Toutes les pulsations du cœur ne passent pas au pouls ; pas de céphalalgie ni de mal à l'estomac ; le malade se sent bien mieux depuis hier ; moins de palpitations. Les battements du cœur paraissent plus forts ; sommeil meilleur, moins d'étouffements.

Le 6. Ur. 2000. C. 72. P. 68. Stroph. VIII gouttes.

Le malade étouffe bien moins ; le cœur est plus régulier.

Le 7. Ur. 1750. C. 100. P. 80. Stroph. XV gouttes.

Le mieux continue : le cœur est irrégulier et le malade en a conscience.

Le 8. Ur. 1750. C. 80. P. 72. Stroph. XV gouttes.

Le 9. Ur. 1500. C. 90. Stroph. supprimé.

Le cœur bat assez fort ; le souffle est très marqué au 1er temps et à la pointe, exagération du 2e bruit à la base et derrière le sternum, peut-être un peu à droite.

Du 10 au 2 août les pulsations du cœur varient entre 76 et 92. Les urines se maintiennent entre 1500 et 2000. Le cœur reste toujours irrégulier, mais ses battements passent mieux dans le pouls. Le souffle devient bien moins marqué ; les palpitations et les étouffements ne reparaissent pas, et le malade part très amélioré pour aller à Vincennes.

Nous avons affaire à un artério-scléreux, ayant eu à un certain moment de l'insuffisance mitrale fonctionnelle.

La digitale l'a amélioré ainsi que le strophantus, mais le cœur est resté toujours irrégulier.

C'est un artério-scléreux à forme arythmique; il faut remarquer la non concordance du pouls et du cœur qui a été notée tous les jours.

Observation XVII

Artério-sclérose du cœur à forme arythmique.

Le nommé B..., âgé de 58 ans, menuisier, entre le 17 décembre 1887, salle Bazin, n° 6.

Bonne santé habituelle, pas de rhumatisme ; il commence à être malade vers le mois de juillet : il ressent alors des étouffements très violents accompagnés de palpitations ; ses jambes enflent depuis deux mois. Il n'avait jamais eu auparavant d'étouffements. Après s'être reposé, l'œdème disparait mais les palpitations ainsi que les étouffements persistent et la nuit le malade est quelquefois obligé de s'asseoir sur son lit pour pouvoir respirer. Il entre le 17 décembre

Le 18. Ur. 750. C. 140. Faciès pâle. On n'entend pas le souffle au cœur : on ne perçoit que des battements irréguliers et précipités. Le pouls est plus petit à gauche, légèrement athéromateux, les palpitations d'abord très fortes qui se sont cependant un peu calmées depuis son entrée. Respiration normale, légèrement emphysémateuse ; pas de râles. Au repos le malade n'étouffe pas beaucoup, sauf après les repas. Il n'en est pas de même lorsqu'il fait de l'exercice ou monte les escaliers. Pas d'œdème, pas d'albumine, pas d'augmentation notable du volume du foie. Appétit assez bon ; étouffements et éructations après avoir mangé. Sommeil bon, mais un peu agité.

Le 19. Ur. 700. C. 140. Rég. ordin.

Le 20. Ur. 1250. C. 125.

Le cœur est irrégulier ; le pouls est très petit, presque imperceptible à gauche. Hier, palpitations de cœur très fortes ; pas de céphalalgie.

Le 21. Ur. 1250. C. 130.

Le 22. Ur. 1250. C. 120.

Le 23. Ur. 1300. C. 120. Mac. hydr. alcool de digitale 0,40.

Le cœur est toujours irrégulier : le malade a été hier soir beaucoup plus oppressé. Pouls petit. Palpitations de cœur très fortes.

Le 24. Ur. 1250. C. 125. Mac. hyd. alc. 0,40.

Battements précipités, un peu plus forts ; on entend quelquefois 2 ou 3 pulsations normales ; pouls petit, très irrégulier, par moment imperceptible. Pas de ma lau cœur ni de céphalalgie. Appétit bon.

Le 15. Ur. 1250. C. 130. Mac. hydr. alc. 0,40.

Le 16. Ur. 750. C. 130. Mac. hyd. alc. 0,50.

Le cœur est très irrégulier : il bat par moment d'une manière accélérée ; mais il existe quelquefois 5 ou 6 pulsations plus lentes suivies de 14 ou 15 .

très précipitées. Les pulsations plus lentes sont plus nombreuses qu'hier. Pouls souvent difficile à trouver.

Le 27. Ur. 750. C. 120. Mac. hydr. alc. 0,50.

Le 28. Ur. 250. C. 104. Mac. hydr. alc. suppr.

Hier céphalalgie assez forte. Depuis 4 ou 5 jours quelques envies de vomir, surtout depuis hier. Pas d'éclairs dans les yeux : par moment vertiges. Le malade sent son cœur battre moins fort. Pouls encore petit. L'impulsion du cœur est moins violente : par moment tachycardie :

Le 29. Ur. 200. C. 140.

Oppression très grande : pouls petit, impulsion cardiaque faible. Toujours quelques envies de vomir; pas de céphalalgie. Depuis hier œdème de la jambe gauche.

Le 30. Ur. 200. C. 140. Rég. lacté. Eau-de-vie allem.

Le 31. Ur. 900. C. 130. X g. digitaline.

1er janvier. Ur. 1250. C. 120. XX g. de digitaline.

Le malade ressent moins de palpitations, mais il est toujours oppressé. Pouls très petit, incomptable.

Le 2. Ur. 4750. C. 126. XX g. digit.

Le cœur bat bien, moins fort : pouls très petit, incomptable. Léger œdème des jambes.

Le 3. Ur. 4750. C. 140. XX g. digit.

Le malade se dit très soulagé, mais son pouls reste toujours petit et fréquent.

Le 4. Ur. 3500. C. 120. XX g. digit., 4 degrés.

Le 5. Ur. 1750. C. 110. XX g. digit., —

Le 6. Ur. 1500. C. 82. XX g. digit., —

Le cœur est assez régulier : légère douleur stomacale. Depuis que le malade mange, il boit beaucoup moins de liquide (2 litres de lait en moins). Étouffement beaucoup moins considérable; pas de palpitations.

Le 7. Ur. 1750. C. 88. Digit. suppr..

Le cœur ne présente que quelques irrégularités. Pas de palpitations; étouffement très léger. Jambes non enflées. Le malade se trouve bien mieux; il commence à dormir d'un sommeil assez calme, quoique troublé par quelques rêvasseries. Pas d'envie de vomir.

Du 8 au 17, les urines varient entre 1750 et 2000, le cœur présente de 80 à 100 pulsations. Les palpitations et les étouffements n'ont pas reparu. On remarque encore au cœur des irrégularités, mais elles sont moins fortes, on n'entend pas de souffle ni à la base ni à la pointe. Le pouls est très perceptible, il est plus petit à gauche. Pas de céphalalgie; garde-robes régulières. Le malade sort le 21 se sentant très bien.

Cette observation nous montre que : 1° la digitale sous forme de macération hydro-alcoolique et associée au régime ordinaire a complètement échoué et a déterminé au bout du 6e jour des phénomènes d'intolérance ; le malade a eu non seulement des envies de vomir, mais encore de la céphalalgie, des vertiges ; l'impulsion de son cœur a diminué et les urines ont baissé.

La digitaline, donnée deux jours plus tard et associée au régime lacté, a fait le 1er jour monter les urines de 200 à 900, et le 3e jour les urines atteignaient le chiffre de 1750. Les palpitations et les étouffements cessaient le 5e jour, et le cœur diminuait le nombre de ses pulsations le 7e jour : cette diminution n'a pas cependant été au delà de 82. Le malade n'a eu aucun phénomène d'intolérance, et à partir de ce moment le mieux n'a pas cessé de persister.

Observation XVIII

Insuffisance aortique et insuffisance mitrale.

Le nommé X..., âgé de 43 ans, entre dans le service le 29 mai 1888, salle Bazin, n° 8. Son père est mort d'une hémorrhagie cérébrale à 69 ans ; il était bien portant et n'avait jamais eu de rhumatisme. Mère vivante, âgée de 65 ans, nerveuse et n'ayant pas eu de rhumatismes.

Le malade sauf la rougeole et la variole contractées dans sa jeunesse, a toujours joui d'une bonne santé jusqu'en 1870 ; pas de syphilis ni de fièvre typhoïde, pas d'excès alcoolique.

En 1871, il est amputé du bras gauche à la suite d'une blessure. Peu de temps après survient une attaque assez forte de rhumatisme, attaque qui s'est renouvelée depuis plusieurs fois. Il y a un an, il éprouva des palpitations et des accès d'étouffement ; il est traité pour une maladie d'estomac Au début de l'hiver les étouffements ont recommencé ; ils ont augmenté surtout depuis 15 jours et les jambes sont alors devenues enflées.

État actuel, le 29. — Le cœur présente des signes d'une hypertrophie moyenne. On entend au 1er temps et à la pointe un souffle systolique ; au 2e temps et à la base, bruit clangoreux, assez intense au 2e temps et au niveau de l'aorte, ce bruit clangoreux se continue par un souffle doux à mesure qu'on descend le long du sternum ; ce souffle doux est distinct de celui de la pointe. Le pouls est tendu, presque bondissant, les artères du cou battent assez fort. Rien dans les poumons : étouffement assez considérable, survenant surtout le soir ; le malade croit le calmer en mangeant ; il le calme en effet pendant quelque temps, mais il reparait ensuite; pas de palpitations de cœur.

Le 30. Ur. 750. C. 100. Régime lacté.

Les étouffements continuent. Le cœur est régulier, albumine en quantité appréciable dans l'urine : eau-de-vie allemande, 20 gr.

Le 31. Ur. 1000. C. 120 Mac. dig., 0,40.

1er juin. Ur. 1500. C. 110. Mac. dig., 0,40.

Le malade se trouve bien mieux, est beaucoup moins étouffé, a mieux dormi ; garde-robes régulières : pas de céphalalgie.

Le 2. Ur. 1250. C. 108. Dig. 0,40.

Respiration très gênée hier : 2 verres d'eau de Sedlitz. Pas de céphalalgie, ni d'envies de vomir.

Le 3. Ur. 1800. C. Dig. 0,40.

Étouffements bien moins considérables : le malade se trouve bien mieux, a dormi ; pouls régulier, tension assez forte. L'œdème reste stationnaire, mais la diurèse est plus abondante.

Le 4. Ur. 1500. C. 88; Dig. 0,40.

Le 5. Ur. 1500. C. 84. Dig. 0,402

Les jambes commencent à diminuer de volume ; bien moins de gêne respiratoire et pas d'accès de suffocation ; nuit bonne ; pas d'envie de vomir, ni de céphalalgie. Pouls très fort.

Le 6. Ur. 1700. C. 84. Dig. supprimée.

Le 7. Ur. 2000. C. 88.

Le 9. Ur. 1900. C. 90.

Pas d'étouffement ; cœur régulier : le malade se trouve bien. L'urine contient encore de l'albumine.

Le malade continue à rester au régime lacté. Les urines se maintiennent aux environs de 1500. Les jambes diminuent de plus en plus, et le 14, on ne constate plus d'œdème.

Le 15. On trouve à l'auscultation du cœur un souffle systolique prolongé, artère radiale roulant sous le doigt : le malade se trouve très bien. Le cœur se maintient entre 80 et 100.

Le malade demande à partir le 22.

La digitale a bien réussi : la diurèse est survenue le 2e jour et le ralentissement du pouls le 5e jour ; une seule administration a permis au malade de sortir à peu près guéri de son attaque d'asystolie.

Observation XIX

Insuffisance aortique.

Le nommé Jous..., Auguste, âgé de 47 ans, entre le 23 mai 1888, salle Bazin, n° 3.

Bonne santé ordinaire ; jamais de rhumatismes. Tonnelier de profession, il est obligé de boire beaucoup de vin. Cet hiver il se fatigue et s'essouffle vers le mois de janvier : ses jambes s'œdématient aussitôt qu'il se fatigue. Il y a 3 semaines, les étouffement redoublent, l'œdème devient permanent et le malade rentre à Bichat.

Le 23, jour de son entrée, il se présente avec de la cyanose de la face, des lèvres et des mains.

La respiration est rapide, difficile, et l'auscultation des poumons fait entendre des râles sous-crépitants très nombreux aux deux bases. Les battements du cœur sont sourds et s'entendent très peu ; on perçoit cependant des battements artériels au cou.

Les jambes sont très œdématiées, et il existe une anasarque disséminée un peu partout. Les urines sont peu abondantes et contiennent une petite quantité d'albumine. Foie très augmenté de volume, dépassant les fausses côtes de cinq travers de doigt ; il est en même temps douloureux. Pas d'ictère, pas de céphalalgie ; on observe quelques envies de vomir.

Le 24. Ur. 900. C. 100.

Même état. Pouls très faible.

Le 25. Ur. 1000. C. 100.

Le malade étouffe encore beaucoup : la cyanose devient plus forte. M. Huchard ordonne une saignée de 400 gr. Le soir, le malade se sent un peu soulagé : C. 116. En auscultant le cœur on entend très nettement un souffle au second temps et à la base. Le pouls bat plus fort.

Le 26. Ur. 1000. Mac. dig. 0,40. Rég. lacté.

Le malade va un peu mieux et est moins étouffé.

Le 27. Ur. 800. C. 96. Mac. dig. 0,40.
28. Ur. 1100. C. 96. Mac. dig. 0,40.
29. Ur. 1000. C. 98. Mac. dig. 0,40.
30. Ur. 750. C. 100. Mac. dig. 0,40.

Les battements du cœur sont mieux frappés : le pouls est plus sensible, régulier, légèrement bondissant. En auscultant le cœur on trouve à la pointe le 1er temps non nettement frappé et légèrement soufflant ; à la base, souffle au 2e temps. Battements des artères du cou très marqués, moins de palpitations et d'étouffement. Depuis 2 jours, crachats d'apoplexie pulmonaire : foyer à la base droite avec un peu d'épanchement. Foie légèrement diminué de volume. Œdème des jambes stationnaire. Pas d'appétit.

Le 30. Ur. 1000. C. 98. Dig. supp.

1er juin. Ur. 1000. C. 100.

Léger épanchement à la base droite ; pas de crachements de sang.

Le 2. Ur. 1000. C. 100.

Le malade ne dort pas, mais il étouffe moins, et n'a pas beaucoup de palpitations; Les jambes ne diminuent que très peu. Pouls régulier ; tension variable très forte.

Le 3. Ur. 1000. C. 100.

Le malade a très peu dormi, mais il a été un peu plus tranquille ; il étouffe encore beaucoup par moments.

Le 4. Ur. 1000. C. 108. Mac. dig. 0,60.

Pas de sommeil. Peu d'étouffements et de palpitations ; le cœur est bien plus tranquille; les jambes sont toujours enflées au même degré.

Le 5. Ur. 1250. C. 100. Mac. dig. 0,60.

Respiration toujours très faible avec matité à la base droite ; il ne crache plus ; pas trop d'étouffements.

Le 6. Ur. 1500. C. 96. Mac. dig. 0,60.

Le malade se sent bien mieux ; respiration assez libre ; les jambes désenflent un peu ; pas de céphalalgie ; pas d'envies de vomir.

Le 7. Ur. 1500. C. 98. Mac. dig. 0,20.

Le 8. Ur. 1000. C. 100. Dig. suppr.

Le 9. Ur. 1000. C. 104.

Respiration toujours courte ; jambes légèrement désenflées.

Le 10. Ur. 1000. C. 98.

Étouffe encore beaucoup, surtout depuis hier soir.

Le 11. Ur. 1000. C. 92.

Les étouffements deviennent de plus en plus considérables : congestion intense des bases ; quelques crachats hémoptoïques. Depuis deux jours céphalalgie. Pouls bien frappé, mais plus petit ; jambes encore enflées.

Le 13. Ur. 1000. C. 108.

Le 14. Ur. 1000. C. 108.

Les crachats hémoptoïques deviennent plus abondants ; étouffement considérable.

Le malade prend les jours suivants 40 gouttes de teinture de scille, pendant 8 jours sans résultat, et le 28, il demande à sortir ; il était cyanosé, avec battements du cœur très forts ; crachats hémoptoïques abondants.

Chez ce malade la digitale n'a pas déterminé d'accidents, mais elle n'a eu que peu de résultats ; soit sur les urines, soit sur le cœur, l'œdème est resté à peu près stationnaire. Les étouffements ont cependant diminué, le cœur a acquis plus de force et s'est régularisé.

Ces résultats peuvent être attribués aussi bien à la saignée qu'à la digitale.

Observation XX

Rétrécissement aortique.

La nommée Reuil Rose, âgée de 54 ans, blanchisseuse, entre dans la salle Louis, n° 11, le 9 décembre 1887.

Santé ordinairement bonne ; pas de rhumatisme ni de fièvre typhoïde. Depuis quelques années, elle a une bronchite qui cette année a été plus forte ; depuis deux mois oppression survenant par le moindre effort.

État actuel le 11 décembre. — Faciès très pâle ; la malade paraît nerveuse et très impressionnable. A l'auscultation, le cœur bat très lentement ; le plus souvent deux pulsations sont associées et suivies d'un silence. La deuxième pulsation plus forte que la première est suivie d'un dédoublement du second bruit. La première est aussi quelquefois suivie d'un dédoublement. Chaque double pulsation répond à une double pulsation de la pointe ainsi qu'on peut le voir sur les tracés ; la 2ᵉ pulsation est moins énergique.

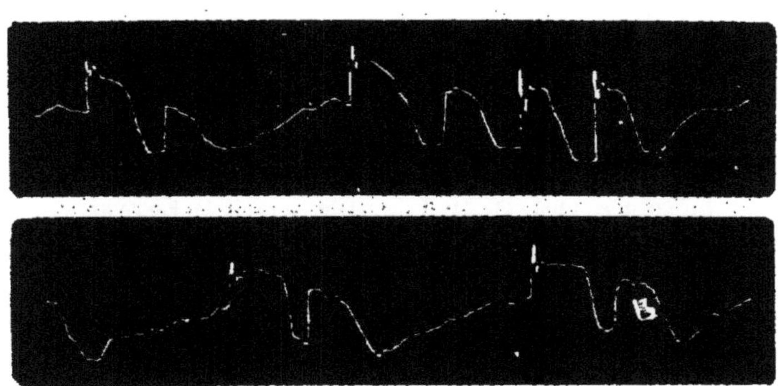

Obs. XX. — Tracés pris au cardiographe et au niveau de la pointe le 11 décembre 1887.

Souffle assez fort au 1ᵉʳ temps et à la base droite. Pointe battant en dehors du mamelon et dans le 7ᵉ espace intercostal. Trill au niveau de la pointe, trill plus léger et plus doux au niveau du maximum d'intensité du souffle ; palpitations très fortes. Pouls 44 ; la plupart des doubles pulsation du cœur ne se manifestent au pouls que par une pulsation unique. Le pouls est petit, pas d'athérome des radiales. La malade étouffe beaucoup ; pas de toux ni de crachats, à peine quelques râles aux bases ; pas d'œdème des membres inférieurs ; quelques varices aux jambes ; pas de sommeil ni de céphalalgie. Rien du côté du tube digestif : garde-robes régulières ; en somme nous avons affaire à un rétrécissement aortique, avec hypertrophie cardiaque considérable, oppression très forte avec palpitations très pénibles. Les pulsations sont lentes et bigéminées.

Le 12. Ur. 500. C. 52. 1er degré.

Le 13. Ur. 500. C. 56.

Le 14. Ur. 600. C. 56. P. 40.

Le cœur est régulier ; par moment bigéminé, beaucoup moins de palpitations et d'étouffements.

Le 15. Ur. 600. C. 52.

Le 16. Ur. 500. C. 64. P. 60.

Les 3/4 des pulsations sont doubles et se suivent laissant entre elles un intervalle ; il en est de même pour le pouls.

Le 18. Ur. 600. C. 80. P. 80. 4 degrés.

Le 22. Ur. 1050. C. 72 P. 36.

Chaque pulsation du cœur est double. Le souffle s'entend bien mieux au 1er battement qu'au second. Vertiges fréquents dans la journée. Pas de céphalalgie.

Le 23. Ur. 1000. C. 60.

Le 25. Ur. 1200. C. 50. P. 50.

Le 26. Ur. 1000. C. 54. Macér. dig., 0,50.

Le 27. Ur. 1300. C. 40. P. 40. Macér. dig., 0,40.

Le cœur bat plus lentement : il est monochrone.

Le 28. Ur. 1500. C. 46. P. 38. Mac. dig., 0,40.

Le 29. Ur. 1100. C. 64. P. 32 Dig. supprimée. Le cœur est très bigéminé.

Le 31. Ur. 1300. C. 64. P. 36.

Depuis qu'elle a pris la digitale les palpitations sont plus fortes, le cœur ne bat pas bien plus vite, mais la malade le sent battre d'une manière très énergique ; étouffements surtout par la marche.

Du 5 au 8 janvier la malade prend 5 gr. d'antipyrine qui sont sans action sur le cœur et les étouffements.

Elle prend ensuite du strophantus du 10 au 19. Le cœur paraît être calmé ; la malade ne sent plus ses étouffements, n'a pas de palpitation ni cette sensation de barre qui serrait sa poitrine comme dans un étau ; un peu de céphalalgie.

Le 23, la malade demande à sortir. Le cœur avait diminué de pression et était pendant les 3 derniers jours aux environs de 40. Les urines sont restées stationnaires et ont été peu abondantes, de 600 à 900.

Chez cette malade la digitale a agi très peu sur le cœur et sur les urines ; au dire de la malade elle lui aurait été plutôt nuisible et aurait augmenté l'énergie des palpitations. L'antipyrine a été sans effet ; quant au strophantus, il a agi en diminuant les palpitations et les étouffements à la dose croissante de VI à XX gouttes.

Observation XXI

Artério-scléroses du cœur.

Le nommé Gauthier, âgé de 63 ans, charretier, entre dans le service le 17 juillet 1887, salle Bazin, n° 21.

Jamais de maladies, à part une fièvre typhoïde contractée à 15 ans, pas de rhumatisme, quelques habitudes alcooliques ; pas de syphilis, pas de blennorrhagies. Il tombe malade il y a 8 mois. Les jambes commencent alors à enfler, puis survient un grand essoufflement sans palpitation de cœur, l'œdème a depuis augmenté de plus en plus.

2 juillet. Ur. 750. C. 140. R. 51. Rég. ordin.

Le pouls est filiforme; le cœur très irrégulier, comme force et comme rythme. On n'entend pas de souffle. Les bruits de la base sont difficiles à percevoir. Le malade a par moment des crises d'étouffement allant presque jusqu'à l'orthopnée, l'oppression paraît partir de la partie inférieure du ventre. On trouve dans la poitrine quelques râles de bronchite surtout aux bases; peu de toux et quelques crachats muqueux.

L'abdomen est tendu et douloureux surtout au niveau du foie qui dépasse les côtes de deux travers de doigt ; pas d'albumine. Très légère céphalalgie ; pas de sommeil, teinte cyanotique des pieds et des mains; il prend 25 gr. d'eau-de-vie allemande et de sirop de nerprun.

Le 3. Ur. 250. C. 137. R. 25.

Le cœur quoique irrégulier, a été assez calme hier soir et cette nuit; mais ce matin l'oppression a recommencé ; moins de cyanose, foie douloureux et toujours gros, hier garde-robe abondante. Pas beaucoup de toux et d'expectoration. Le soir, le malade étouffe beaucoup à partir de 2 heures et à 7 heures, il est dans un état complet d'anhélation. *Saignée* de 250, qui est arrêtée parce que le malade avait une tendance à la syncope. Une heure après le malade rend 250 gr. d'une urine très claire. L'étouffement a de beaucoup diminué et le mieux est manifeste, le pouls est toujours faible et incomptable

Le 4. Ur. 400. C. 160. R. 40. dig., 0,50 Mac.

Pouls radial filiforme ; nuit assez bonne.

L'étouffement a commencé vers 11 heures : cyanose des extrémité. A 4 h. 1/2, nouvelle saignée de 210 gr.

Le malade est très soulagé, respire beaucoup plus librement, et il s'endort. De suite après la saignée, il prend 0,30 de mac. de dig. en 2 fois.

Le 5. Ur. 500. C. 120. R. 22. 0,30 de digitale.

Le malade a passé une bonne nuit et se trouve très bien.

Le 6. Ur. 750. C. 106. R. 25. Mac. dig., 0,50.

Nuit très bonne ; pas de céphalalgie.

Respiration très régulière et pas d'accès d'étouffement, pas d'envies de vomir. L'œdème reste toujours le même.

Le 7. Ur. 250. C. 112. R. 28. Mac. dig., 0,30.

Le cœur est irrégulier ; grande inégalité de durée des pulsations. L'œdème ne diminuant pas, je pratique une trentaine de piqûres avec une aiguille d'acier rougie au feu et plongée toute rouge dans la peau. A chaque piqûre il sort un jet de liquide assez fort.

Le 8. Ur. 750. C. 120. Resp. 27. Mac. dig., 0,60.

Le malade n'a pas dormi cette nuit à cause de ses piqûres : il a perdu par ses jambes au moins 4 ou 5 litres d'eau ; pouls relevé et très sensible. Le point douloureux hépatique a disparu depuis la saignée, on ne sent presque plus le bord du foie, cœur toujours irrégulier. Garde-robes régulières.

Le 9. Ur. 500. C. 112. Dig. supprimée.

Les jambes coulent beaucoup. Le malade mange bien et a bon appétit.

Le 10. Ur. 800. C. 112.

Le malade a pu dormir cette nuit dans son lit ; pas d'étouffement. Les jambes ne coulent plus et l'œdème a complètement disparu.

Le 11. Survient une lymphangite très accentuée du membre inférieur ; un phlegmon gangréneux se déclare et le malade meurt le 20.

La saignée a d'abord produit un grand soulagement : la cyanose a disparu, la respiration est devenue bien plus libre, mais elle a été sans action sur la diurèse. La digitale a peu agi sur les battements du cœur qui sont restés aussi fréquents : son action sur la diurèse n'a pu être étudiée ; elle a pu cependant favoriser la sortie par les piqûres de l'énorme quantité de liquide qui s'est écoulé ; ce qui a permis à l'œdème de disparaître complètement.

Observation XXII

Artério-sclérose du cœur.

Le nommé Dardelle, âgé de 56 ans, entre le 22 juillet 1887, salle Bazin, n° 21.

Il contracte en 1867 les fièvres en Afrique pendant 6 mois : les jambes enflèrent en ce moment pendant la journée. Il y a un an, survient une bronchite assez forte qui l'oblige à rester 8 jours à l'hôpital. A part cela il n'a jamais été malade ; pas de rhumatisme. On note chez lui quelques habitudes alcooliques prises au régiment, pas de syphilis ni de blennorrhagies.

Le malade se sent surtout souffrant depuis un mois; il tousse, a des étouffements et ses jambes ont commencé à enfler lundi dernier.

23 juillet. Ur. 750. C. 120. Régime ordinaire.

Le malade a beaucoup étouffé cette nuit pendant une heure : ces étouffements le prennent surtout quand il tousse. Vers le soir il ressent sur la région épigastrique une sensation de pesanteur. Œdème des membres inférieurs assez considérable, atteignant les cuisses, le scrotum et la peau de la partie inférieure du ventre.

Pas d'albuminurie. Le cœur est régulier et on ne constate pas de souffle. La pointe bat dans le 7e espace intercostal, en dehors du mamelon. Le 2e bruit est augmenté à la base et à droite.

Le 24. Ur. 500. C. 136.

Le 25. Ur. 500. C. 120.

On constate des traces d'albumine. Le 2e bruit est très accentué à la base droite : foie dépassant les fausses côtes, un peu douloureux à la pression.

Le 26. Ur. 700. C. 100.

Le 27. Ur. 500. C. 108. Digit. 0,30.

Le 28. Ur. 500. C. 130. Digit. 0,30.

La tension artérielle est assez forte et marque au sphygmomanomètre 23. Le cœur est régulier : accentuation très nette du 2e bruit à la base droite. Le malade a eu hier vers 10 h. des envies de vomir et des douleurs d'estomac.

Pas de céphalalgie : œdème des parois thoraciques, appréciable par la pression.

Œdème pulmonaire aux bases.

Le 29. Ur. 250. C. 112. Digit. 0,30. Eau-de-vie allem. 20 gr.

Le 30. Ur. 200. C. 92. Digit. 0,30.

Le malade a dormi cette nuit, mais vers 3 heures il a éprouvé un fort étouffement.

Quelques vomissements et un peu de céphalalgie hier soir.

Le 31. Ur. 750. C. 96. Dig. 0,30.

Le cœur est un peu faible ; pas de sommeil, par suite de la toux, mais moins d'étouffements. L'enflure reste dans un état stationnaire. Râles de congestion aux bases.

1er août Ur. 1000. C. 92. Dig. 0,30. Rég. lacté.

Le 2. Ur. 750. C. 68. Dig. 0,20. Rég. lacté.

Étouffement considérable : râles nombreux de congestion ; les vomissements ont cessé.

Le 2, au soir. L'étouffement est si considérable que je pratique une saignée de 500 gr.

Le 3. Ur. 500. C. 76. Dig. 0,30.

Le cœur est très régulier : oppression bien moins forte ; sommeil meilleur et beaucoup moins de palpitations. Tension artérielle 23, pas d'albumine.

Le soir, le cœur 70. La céphalalgie qu'il avait tous les soirs n'a pas reparu. Le malade est encore très oppressé. L'œdème est aussi considérable. Le foie est gros, dépassant les fausses côtes de deux travers de doigt et demi Les ventouses sèches.

Le 4. Ur. 200. C. 72. Dig. supp.

Le malade est très oppressé ; un peu de délire

Le 5. Ur. 120. B. 120.

Le malade est complètement cyanosé ; nouvelle saignée de 300 gr., faite sur une veine petite, contractée ; 2 piqûres d'éther; 60 ventouses sèches. L'étouffement continue après une légère amélioration et le malade meurt à 11 heures.

Cette observation nous montre que la digitale a presque complètement échoué, elle a eu très peu d'action sur les urines ; elle a eu un peu plus d'action sur les battements du cœur, qu'elle a diminués de quelques pulsations ; elle a déterminé quelques vomissements. Ce qui a le plus soulagé la malade, c'est la saignée; mais elle a été aussi impuissante.

A l'autopsie on n'a pas constaté de lésions d'orifice, mais bien une aorte scléreuse, des coronaires athéromateuses, et des traînées de myocardite dans certains points du ventricule gauche.

Observation XXIII

Artério-sclérose du cœur ; néphrite.

Le nommé Linas, âgé de 48 ans, employé de commerce, entre le 19 décembre 1887, salle Bazin, n° 29.

Très bonne santé antérieure ; pas de fièvre typhoïde, pas de rhumatismes ni de syphilis ; léger degré d'alcoolisme. La maladie a débuté il y a environ 3 ans par des palpitations et de l'essoufflement, surtout pour monter les escaliers ; à peu près vers la même époque le malade s'est aperçu d'un diabète intermittent, pendant lequel il rendait de 2 à 50 gr. de sucre par jour. La glycérine avait beaucoup diminué ce diabète. Les palpitations et les étouffements ont surtout commencé il y a trois mois : le malade a eu vers cette époque une hémoptysie très forte pendant deux jours. Il y a un mois et demi que l'œdème des jambes a débuté. Il y a quinze jours l'analyse de ses urines a fait apercevoir beaucoup d'albumine.

Etat actuel, le 20 décembre. — Faciès très pâle, légère dilatation des veines du cou, avec battements veineux. Le cœur est gros, la pointe bat au niveau du 7e espace intercostal : on n'entend pas de souffle, mais on constate un bruit de galop très net caractérisé par un dédoublement du premier temps ; cœur régulier 104.

On constate à la base et à droite une accentuation très nette du 2e bruit. Pas de souffles ; choc précordial faible, par moments palpitations assez pénibles. Le pouls n'est pas très fort, il est régulier. Pas de céphalalgie. Vertiges par le changement de position, étouffements très gênants, surtout au lit. R. 32. Râles de congestion, plus abondants à gauche ; pas d'appétit, pas d'augmentation de volume du foie ; beaucoup de tympanisme, peu de liquide. Urines rares, beaucoup d'albumine ; il ne parait pas y avoir de sucre. Œdène moyenLe malade prend de l'eau-de-vie allemande et 0,20 de macérat. de digit.

Le 21. Ur. 1000. C. 110. Dig. 0,30.

Le 22. Ur. 750. C. 120. Dig. 0,30.

Pas de céphalalgie ; quelques palpitations, mais pas très fortes ; il étouffe beaucoup, mais pas davantage ; en somme pas de mieux.

Le 23. Ur. 1000. C. 96. Mac. dig. 0,30.

Le 24. Ur. 1000. C. 100. Mac. dig. 0,50.

Régulier. L'étouffement continue ; les jambes enflent davantage.

Le 25. Ur. 500. C. 96. Dig. suppr.

Le 26. Ur. 750. C. 100. Dig. 0,50.

État stationnaire, cœur plus calme.

Le 27. Ur. 1000. C. 98. Dig. 0,50.

Le 28. Ur. 1000. C. 98. Digitaline, XX gouttes.

Pas de céphalalgie ni d'envie de vomir.

L'urine contient beaucoup d'albumine.

Le 29. Ur. 1250. C. 100. Digitaline, XX gouttes.

Le 30. Ur. 750. C. 100. Digitaline, XX gouttes.

Le 31. Ur. 1000. C. 100. Digit. suppr. Strophantus X gouttes.

Le malade continue le strophantus jusqu'au 5 janvier ; son état ne change pas, les battements du cœur deviennent très faibles : le pouls est petit non tendu, ayant beaucoup diminué de volume. Le bruit de galop reste toujours très net. L'étouffement est considérable, l'œdème stationnaire. L'urine se maintient entre 800 et 1000. Le cœur bat dans les environs de 100.

Le 7. Ur. 1250. C. 100.

Le malade a étouffé toute la nuit : ce matin face légèrement violette, envie de dormir ; légère céphalalgie ; cœur faible. Saignée de 100 gr. sans beaucoup de résultat.

Le 8. Ur. 1000. C. 100. 0,60, mac. dig.

Le 9. Ur. 750. C. 100. 0,80, mac. dig.

Pouls très petit : nuit très mauvaise à cause des étouffements.

Le 10. Ur. 1000. C. 100. 0,70, mac. dig.

Le malade est toujours somnolent, a eu des cauchemars cette nuit ; saignée de 500 gr.

Le 11. Ur. 1000. C. 100. 0,70, mac dig.

Le malade a été très calme, une heure et demie après la saignée, il a dormi toute la nuit et n'a pas étouffé ; ce matin pas d'étouffement et l'état de somnolence a disparu. Le caillot de la saignée renfermait peu de sérosité, il était noirâtre.

Le 12. Ur. 1250. C. 100. Dig. 0,60.

Le pouls est plus fort, a très bien dormi.

L'enflure reste stationnaire.

Le 13. Ur. 1250. C. 100. Dig. suppr.

Le 14. Ur. 1250. C. 100. XV g. stroph.

Le malade a bien dormi, mais a un peu étouffé. Le bruit de galop persiste aggravation du 2e temps à la base droite. L'albumine dosée marque 0,50.

Le 15. Ur. 1500. C. 100. XX g. stroph.

Le 16. Ur. 1200. C. 100. XXV g. stroph.

L'étouffement recommence, l'œdème augmente. Le malade continue le strophantus jusqu'au 23 sans grande amélioration. Il demande à sortir le 25.

On voit que chez ce malade la digitale, même à haute dose prolongée, n'a pas agi : elle n'a déterminé aucun accident. La saignée au contraire a eu un effet remarquable.

Observation XXIV

Artério-sclérose. — Néphrite interstitielle.

Le nommé Web.., âgé de 75 ans, entre dans le service, salle Bazin, n° 22, le 23 juillet 1888. Santé ordinairement très bonne. Il y a 3 mois il commence à enfler le soir, en même temps des étouffements et des palpitations de cœur surviennent. A son entrée, le foie est gros, dépasse de trois travers de doigt les fausses côtes. Le cœur est très irrégulier, présente 128 pulsations. On n'entend pas de souffle. Le premier bruit est très fortement frappé à la pointe qui bat dans le 7e espace intercostal. A la base les bruits ne sont pas nettement frappés. Cependant le 2e bruit paraît peu fort à droite. Radiales légèrement athéromateuses; pouls faible, pas d'œdème, pas d'albumine dans les urines qui sont peu abondantes, 600. Le malade étouffe par moment, et a des palpitations de cœur. Du 31 juillet au 6 août, il prend XX gouttes de strophantus. Les urines restent d'abord au même chiffre, peut-être à cause de la diarrhée qui survient le 2 août et empêche de recueillir les urines; mais elles augmentent de suite et se maintiennent entre 1500 et 2000. Le cœur diminue le second jour le nombre de ses pulsations; et on ne compte que 66 battements le 7 août; il devient en même temps plus régulier et plus fort; cependant on remarque par moments quelques pulsations retardées, et le 7 août, on observait des silences assez longs. Comme symptômes subjectifs, les étouffements et les palpitations ont diminué; mais dès le troisième jour est survenue une céphalalgie très forte qui a persisté jusqu'au 12 août.

Le 13. Le cœur = 60. Les urines = 2000.

Le cœur est régulier avec quelques systoles retardées.

Le malade n'a plus d'étouffements ni de palpitations.

Il convient de faire remarquer l'analogie complète entre les effets de la digitale et les effets du strophantus. Le malade se trouve bien jusqu'au 18; il se plaint alors de céphalalgie intense; je lui donne cependant 0,40 de macération de digitale.

Le 15 août.	Ur. 1750.	C. 96.				
16 —	Ur. 1500.	C. 78.				
17 —	Ur. 1750.	C. 80.	Mac. dig.	0.40		
18 —	Ur. 1500.	C. 80.	—	0.40		
19 —	Ur. 2250.	C. 74.	—	0.40		
20 —	Ur. 2250.	C. 60.	—	0.50		
21 —	Ur. 2000.	C. 80.	—	0.50		
22 —	Ur. 1500.	C. 100.	—	0.50		
23 —	Ur. 1600.	C. 80.	—	0.50		
24 —	Ur. 1250.	C. 60.	—	0.50		
25 —	Ur. 750.	C. 70.	—	0.50		
26 —	Ur. 250.	C. 74.	—	0.60		
27 —	Ur. 150.	C. 70.	Mac. dig. supprimée.		Na I	1 gr.
28 —	Ur. 150.	C. 70.	Caféine	0.30	—	—
29 —	Ur. 250.	C. 70.	—	0.60	—	—
30 —	Ur. 1000.	C. 64.	—	0.75	—	—
31 —	Ur. 1250.	C. 84.	—	0.75	—	—
1er sept.	Ur. 2150.	C. 58.	—	0.75	—	—
2 —	Ur. 1000.	C. 66.	—	0.75	—	—
3 —	Ur. 1250.	C. 55.	—	0.75	—	—
4 —	Ur. 2500.	C. 56.	—	0.75	—	—

5 Sept.	Ur. 1750.	C. 64.	Caféine....... 0.75	—	—
6 —	Ur. 750.	C. 72.	— supprimée.	—	—
7 —	Ur. 1750.	C. 80.	— —	—	—
8 —	Ur. 1500.	C. 80.	— —	—	—

Nous voyons par ce tableau que la digitale après avoir agi un peu au début, fait baisser le chiffre des urines, et produit de la diarrhée, elle ne provoque cependant ni envie de vomir ni céphalalgie ; le malade se sentait seulement mal à son aise et ne mangeait pas. La caféine donnée aussitôt après avec de l'iodure de sodium, rétablit la diurèse et fait baisser le cœur jusqu'à 55 pulsations ; elle produit le 2 et le 3 septembre une céphalalgie très forte qui cède cependant rapidement, et le 5 le malade se trouvait très bien. La céphalalgie reprend les jours suivants ; le malade continue toujours son iodure de sodium et le 4 octobre il demande à sortir ; la diurèse s'était maintenue dans les environs de 2000 et le cœur avait de 80 à 90 pulsations.

Il rentre le 15 avril 1888, dans un état asystolique complet, avec œdème considérable et asphyxie imminente : le cœur était faible et battait 200 par minute ; la plupart des pulsations ne passaient pas au pouls. On pratique une saignée de 400 gr. ; on donne 20 gr. d'eau-de-vie allemande et 0,30 centigr. de macération pendant 4 jours. Grâce à ce traitement l'asphyxie disparait l'œdème se résorbe, et le malade revient à son état normal ; il ne présente pas d'albumine dans les urines.

Il recommence à enfler et à avoir des étouffements vers le 9 juin. Les étouffements augmentent ainsi que l'œdème ; le pouls est tendre, volumineux, vibrant à chaque pulsation ; le deuxième bruit aortique est mieux frappé ; céphalalgie assez forte.

Les jours suivants les étouffements et la céphalalgie persistent. Le 20, il prend 0,50 de macération ; mais le 23 il est pris tout à coup de phénomènes d'intolérance gastrique très forte : vomissements très abondants, très pénibles pendant toute la matinée. Le pouls qui était auparavant très tendu et volumineux, était devenu très mou ; il est vrai que les vomissements avaient pu eux-mêmes produire cet effet sur le pouls. La céphalalgie n'était pas plus forte et le cœur avait 80 pulsations.

Le malade revient cependant rapidement à son état normal. Trois mois après, il meurt subitement ; on trouve une néphrite interstitielle avec quelques plaques d'athérome sur l'aorte, le cœur présente de la myocardite ; pas de lésions d'orifice. On ne trouve dans aucun organe la cause de la mort subite. Pendant les jours qui ont précédé sa mort, le malade urinait bien, ne se plaignait que de céphalalgies parfois intenses. La tension artérielle était devenue très forte, le pouls était volumineux et vibrant.

Observation XXV

Artério-sclérose. — Néphrite.

Le nommé Gir..., Henri, âgé de 40 ans, entre le 8 novembre 1887, salle Bazin, n° 30.

Sa santé a toujours été bonne, sauf une fièvre typhoïde à l'âge de 10 ans; pas de rhumatismes, pas de syphilis, ni d'alcoolisme; pas de blennorrhagies. Comme employé dans les chantiers de bois, il est très souvent exposé au froid et à l'humidité. Il y a deux mois qu'il se sent malade et qu'il a commencé à enfler; en même temps il s'est aperçu qu'il urinait moins. L'enflure survenait surtout le soir et n'était pas accompagnée de palpitations. Ses étouffements ne sont survenus que deux ou trois jours avant son entrée.

Le jour de son entrée, l'œdème était assez marqué aux membres inférieurs : œdème pulmonaire. Le pouls est plein, vibrant, et roule bien sous le doigt. Le cœur est un peu gros, avec une tendance au bruit de galop. Pas de souffles, quantité notable d'albumine dans les urines. Le 9 et le 10, les étouffements continuent, et le 10 au soir, je pratique une saignée de 500 gr.; cette saignée était remarquable par la grande quantité de sérum que contenait le caillot. Le malade éprouve dans la nuit un grand soulagement.

La digitale est donnée dès le lendemain, à la dose de 0,40 pendant 4 jours; les urines augmentent, et de 500 elles montent le troisième jour à 2000. La diurèse se maintient ensuite dans les environs de 1200. Le pouls varie entre 80 et 100. L'œdème cependant ne diminue pas beaucoup. Du 19 au 24, le malade prend 0,50 de macération de digitale; la diurèse reste stationnaire et l'enflure augmente; les 28 et 29 je pratique des mouchetures avec une aiguille d'acier rougie au feu et plongée toute rouge dans les tissus. Les étouffements recommencent et ne sont calmés que par une piqûre de morphine.

Vers le 15 décembre, le malade paraît aller mieux; son œdème, grâce aux mouchetures, diminue, la diurèse augmente et varie de 1500 à 2000; ses étouffements diminuent, les jambes sont cependant encore très enflées, et une piqûre de morphine est faite par précaution tous les soirs pour éviter que les étouffements reparaissent.

Vers la fin de décembre, la tension artérielle qui avait diminué, augmente de nouveau : le pouls redevient tendu, vibrant et roulant sous les doigts; le deuxième bruit de la base devient retentissant au niveau de l'aorte; le malade n'éprouve cependant ni palpitations, ni essoufflement, et la diurèse se maintient dans les environs de 2000 ; l'urine contient deux grammes d'albumine par litre.

Le 5 janvier il ressent des étouffements avec quelques palpitations. L'oppression augmente, et le 10, je pratique une nouvelle saignée de 500 gr. Le malade est beaucoup soulagé ; la tension artérielle qui était de 22 avant la saignée, tombe le lendemain à 18. Le soir de la saignée, l'essoufflement qui revenait tous les soirs ne reparait pas.

Le 6 janv.	Ur. 1500.	C. 120.	T. art. 20.			
7 —	Ur. 1200.	C. 120.				
8 —	Ur. 1500.	C. 124.				
9 —	Ur. 1500.	C. 130.	T. art. 22.			
10 —	Ur. 1500.	C. 120.	Saignée de 500 gr.			
11 —	Ur. 1600.	C. 112.	Mac. dig.......	0.80.	T. art. 18.	
12 —	Ur. 1500.	C. 108.	—	0.70.		
13 —	Ur. 2000.	C. 108.	—	0.60.		
14 —	Ur. 2000.	C. 104.	—	0.50.		
15 —	Ur. 2200.	C. 104.	—	0.40.		
16 —	Ur. 1500.	C. 108.	Mac. dig. supprimée.			
17 —	Ur. 1400.	C. 108.	—	—	T. art. 17.	
18 —	Ur. 1500.	C. 120.	—	—		
19 —	Ur. 1200.	C. 120.	—	—		
20 —	Ur. 1500.	C. 124.	—	—		

On voit par le tableau précédent que la diurèse augmente un peu et monte pendant trois jours à 2000. Le pouls diminue aussi la fréquence de ses pulsations, mais le cœur ne tombe pas au-dessous de 104. Aussitôt qu'on cesse la digitale, le pouls remonte à 120. La pression artérielle qui le 16 janvier était encore à 17, monte le 23 janvier à 21. Le pouls devient plus plein, plus vibrant ; les palpitations et les étouffements recommencent.

Nous avons affaire à une néphrite probablement interstitielle avec bruit de galop et exagération de la tension artérielle.

La digitale unie à la saignée a amené une forte diminution de la tension artérielle, avec disparition des étouffements. La morphine a aussi très bien agi sur l'oppression.

Il faut remarquer que malgré les fortes doses de digitale administrées, le malade qui était albuminurique n'a eu aucune envie de vomir : il a seulement ressenti dans la dernière administration une céphalalgie assez vive, coïncidant avec la suppression de la digitale, et ayant duré trois jours.

Observation XXVI

Artério-sclérose de la base de l'aorte ; insuffisance aortique. — Mort par embolie.

Le nommé Emile P..., âgé de 43 ans, terrassier, entre dans le service le 3 mai 1887, salle Bazin, n° 25.

Santé ordinairement bonne ; pas de scarlatine, ni d'érysipèle ; pas de rhumatisme ; pas de fièvre typhoïde ni de syphilis ; habitudes alcooliques. Comme cause de son affection, on ne peut incriminer qu'un métier, dur fatigant et exposant à toutes les intempéries des saisons.

Le malade fait remonter son affection au mois de janvier ; il se plaint d'oppression assez forte et de palpitations vives surtout lorsqu'il monte un escalier ou bien qu'il soulève un fardeau assez lourd. Légère céphalalgie ; nuits moins bonnes et sommeil troublé par des cauchemars. L'oppression devient de plus en plus considérable, et le malade, obligé de cesser son travail, entre à l'hôpital.

État actuel, le 4 mai. — Le malade est pâle, a la figure légèrement anxieuse ; oppression assez forte, respiration courte, battements des carotides et des sous-clavières. Cœur hypertrophié ; pointe se percevant entre le 6e et le 7e espace intercostal, en dehors du mamelon. Les battements sont forts. Si on vient à appliquer la main sur la région cardiaque, on sent un frémissement très net, fin, étendu à toute la région précordiale, mais surtout accusé au niveau de la 2e articulation sterno-costale gauche. A la percussion, matité dépassant le bord du sternum et s'étendant à 5 centim. du bord gauche du sternum. Légère augmentation de la matité aortique.

A l'auscultation, léger bruit rugueux à la pointe et au 1er temps. A la base, souffle diastolique avec bruit musical intense, s'entendant à distance et isochrone avec le frémissement perçu à la main. Le souffle se prolonge le long du sternum et dans les vaisseaux du cou. Du côté des artères, on perçoit un pouls petit, régulier et battant 110 par minute.

La faiblesse du pouls tient à l'état d'induration des artères, car on peut percevoir un pouls capillaire dans les ongles et la peau du front, danse des artères du cou et des sous-clavières. Du côté des poumons, on entend quelques râles muqueux aux bases ; expectoration muqueuse non abondante. Rien du côté du foie. Du côté des reins, pas de sucre, mais albumine assez abondante. Urine rare et sédimenteuse. Pas d'œdème.

Le malade est mis en expectation 2 ou 3 jours. L'essoufflement augmente, le cœur devient plus faible et les urines moins abondantes.

Le 8. 10 gouttes de digitaline et régime lacté ; cœur 120.

Le 9. Dans la nuit, attaque d'apoplexie avec perte de connaissance complète. Respiration de Cheyne-Stokes ; hémiplégie, flasque et complète du côté droit avec déviation de la bouche ; cœur 130, intermittent ; diminution d'intensité du souffle. Pupille dilatée du côté gauche ; lavement purgatif.

Le 10. Le malade a repris un peu sa connaissance, mais assez glossoplégie à peu près complète ; prostration considérable.

Le 14. La prostration augmente ; température très élevée, 39° ; on trouve un foyer de pneumonie à la base gauche ; 2 injections d'éther et de caféine ; Todd.

Le 17. Mort.

Autopsie. — Reins ; substance corticale un peu atrophiée. Foie normal. Cœur : aorte dilatée, très athéromateuse ; anévrysme sacciforme, en arrière et à la base de l'aorte, de la grosseur d'une noix ; insuffisance aortique notable. L'athérome a des traînées sous-aortiques, pas de lésions de la mitrale ; cœur hypertrophié, 650. Embolie de la sylvienne gauche, à son origine.

Il existe probablement une coïncidence entre la digitaline et l'embolie.

Cependant il pouvait se faire que le bruit musical fût produit par un morceau de valvule prêt à se détacher, et la digitaline en augmentant légèrement la force du cœur a pu favoriser la production de l'embolie.

Observation XXVII

Artério-sclérose commençante.

La nommée Chabot Michelle, âgée de 58 ans, marchande des 4 saisons depuis 40 ans, entre le 28 juin 1897, salle Louis, n° 15.

De bonne santé habituelle, la malade a eu seulement il y a 4 ans un rhumatisme d'une durée de 4 mois. Jamais d'hémorrhoïdes ni d'eczéma ; pas d'épistaxis. Il y a 3 semaines elle s'aperçoit que les jambes enflaient le soir. Pas de palpitations de cœur, ni d'étouffements en montant les escaliers. Pas d'oppression épigastrique : garde-robes régulières ; appétit assez bon ; pas de céphalalgie ; sommeil bon.

Le 29 juin. Ur. 750. C. 74.

Légère céphalalgie frontale, pas de palpitations ni d'étouffements, pas d'augmentation du volume du foie ; cœur régulier, pas de souffle, légère hypertrophie ; exagération du 2e bruit à la base, derrière le sternum, au niveau du 3e cartilage costal droit. Le premier bruit de la pointe est nettement frappé. Rien dans le thorax ; douleurs rhumatoïdes assez fortes dans le pied gauche, moins fortes dans le bras droit. Foie non augmenté de volume. Œdème moyen des jambes ne remontant pas au-dessus des genoux ; pas d'albumine.

M. Huchard ordonne 3 gr. de salicylate de soude.

Les 30 juin, 1er, 2 juillet, elle continue le salicylate, et les douleurs disparaissent. Les urines se maintiennent aux environs de 750 ; le pouls aux environs de 74,

3 juillet. Ur. 350. C. 74. Mac dig. 0,30.

Le cœur est régulier : le premier bruit de la pointe a un timbre moins éclatant, légère céphalalgie. L'œdème a beaucoup diminué, mais n'a pas encore entièrement disparu.

4 juillet. Ur. 600. C. 74. Mac. dig. 0,50.

Depuis hier douleur au niveau de l'hypocondre gauche ; constipation. 2 verres d'eau de Sedlitz. Pas de céphalalgie ni de douleurs d'estomac.

Le 5. Ur. 1000. C. 66. Dig. 0,50.

Pas de céphalalgie ni de douleurs stomacales, toujours douleurs dans l'hypocondre gauche, pas d'œdème ; pas de battement de cœur.

Le 6. Ur. 2000. C. 67. Dig. 0,30.

Les douleurs recommencent dans la jambe, légère céphalalgie, coagulation du 2e bruit à la base droite ; cœur très régulier.

Le 7. Ur. 1750. C. 62. Dig. suppr.

La malade a eu cette nuit un fort mal de tête, de 10 h. du soir à 4 h. du matin, douleurs dans les genoux, les coudes et les poignets, pas d'envie de vomir ni de douleurs d'estomac.

Le 8. Ur. 1200. C. 66.

Le 9. Ur. 2000. C. 70.

Le malade a eu quelques coliques venteuses, les douleurs du bras et de la jambe ont recommencé. Respiration normale, constipation.

Le 10. Ur. 1250. C. 80.

Les douleurs continuent toujours.

Le 11. Ur. 1250. C. 68.

La malade depuis 7 à 8 jours a souvent envie de dormir. Hier soir douleurs très fortes au niveau de la région cardiaque.

Le 12. Ur. 1000. C. 80. Salicylate de magnésie, 4 gr.

Le 13. Ur. 750. C. 92. Salicylate de magnésie, 4 gr.

Moins de douleurs, pas de céphalalgie, légère surdité, pas de maux d'estomac.

La constipation continue toujours,

Le 14. U. 750. C. 78. Salicyl. magn., 4 gr.

Les douleurs sont bien calmées ; constipation.

Le 15. Ur. 1000. C. 58. Salicyl. magn., 4 gr.

Le 16. Ur. 1400. C. 56. Salicyl. magn., 4 gr.

Prolongement soufflant du 1er temps.

La malade reprend de la digitale le 22 juillet.

Le 22. Ur. 1050. C. 64. Digit. 0.30.

Le 23. Ur. 1550. C. 50. Digit. 0.30.

Le 24. Ur. 2250. C. 52. Digit. 0.30.

Le 25. Ur. 1600. C. 65. Digit. 0.30.

Le 26. Ur. 1250. C. 58. Digit. 0 30.

Le 27. Ur. 1350. C. 54. Digit. suppr.

Pas d'envie de vomir, ni de céphalalgie; la malade se sent très bien; légère accentuation du 2e bruit à la base gauche; 1er bruit légèrement retentissant à la partie médiane gauche du cœur; pas de souffle, léger œdème des jambes le soir.

La malade sort le 29 juillet.

Réflexions. — Nous avons affaire à une femme de 58 ans, atteinte d'une artério-sclérose commençante. Les reins et le foie sont intacts ainsi que les poumons: seuls le cœur et les artères périphériques sont malades. Le léger œdème indique un défaut de contractilité des petites artères. Quant à l'action de la digitale à la dose de 0,30, les urines ont été augmentées et le pouls a été diminué. La digitale donnée une seconde fois a la même action. Il faut encore noter l'action similaire du salicylate de soude et du salicylate de magnésie.

Observation XXVIII

Artério-sclérose au début avec asystolie d'origine hépatique.

Le nommé Gat., Joseph, âgé de 61 ans, cocher, entre le 22 juin 1888, salle Bazin, n° 9.

De bonne santé habituelle, on ne relève chez lui ni rhumatisme, ni syphilis. Pas d'excès de boisson; pas trop de fatigues. Il ne se sent malade que depuis 2 ou 3 mois; et il n'a étouffé et enflé des jambes que depuis ce moment; jamais de bronchites. Il entre le mois dernier, pour des étouffements, de l'œdème, et une urine peu abondante; il prend 30 gouttes de teinture de scille sans aucun effet. Il sort et rentre le 22 juin. Le jour de son entrée, le cœur présente quelques irrégularités, œdème assez considérable des membres inférieurs, étouffements et râles d'œdème aux bases; signes d'emphysème. Il se repose pendant 8 jours, mais son état reste le même.

Le 28. Ur. 1000. C. 100.

Le 29. Ur. 500. C. 90.

Le 30. Ur. 500. C. 84. Digit. 0.50.

Le cœur bat très régulièrement; exagération du 2e bruit à la base gauche; pas de souffle; pas d'envies de vomir, ni de céphalalgie; œdème assez marqué des membres inférieurs. Le malade ne dort pas du tout, étouffe beaucoup; il éprouve par moments des palpitations de cœur très fortes, surtout lorsqu'il marche. Œdème pulmonaire marqué aux deux bases. Respiration 24, foie très gros, dépassant de 4 travers de doigt les fausses côtes. Région hépatique dure, douloureuse spontanément et à la pression.

1er juillet. Ur. 2000. C. 84. Digit. 0.50.

Le malade éprouve des étouffements aussi considérables, mais pas si souvent; il a mieux dormi.

Le 2. Ur. 7000. C. 74. Dig. 0.50.

Le malade se sent beaucoup mieux; il a bien moins étouffé et ressent bien moins de palpitations. L'enflure commence à diminuer; la peau des membres inférieurs se ride légèrement; mais c'est surtout la région hépatique qui est bien moins tendue. 2e bruit peu fort à la base gauche.

Le 3. Ur. 6000. C. 60. Dig. supp.

Le cœur est très régulier. L'œdème diminue de plus, mais est encore assez considérable; il ne boit environ que 2 à 3 litres de liquide par jour. Il n'étouffe plus et n'a pas de palpitations. Région hépatique complètement détendue, mais le foie est toujours gros et dépasse de 3 travers de doigt les fausses côtes. 2e bruit peu accentué à la base gauche. Pas de céphalalgie, ni mal au cœur.

Le 4. Ur. 4000. C. 68.

L'œdème des jambes diminue de plus en plus; les cuisses sont enflées; cœur très régulier, pouls très sensible sans être dur.

Le 5. Ur. 4000. C. 64.

Le 6. Ur. 3500. C. 68.

Le 7. Ur. 3000. C. 60.

Le 8. Ur. 1000. C. 60.

Le 10. Ur. 2000. C. 60.

L'œdème a complètement disparu; le foie est toujours gros, sensible, dépassant les fausses côtes, dur, mais la région hépatique est bien moins tendue, pas d'œdème aux bases; le malade demande à sortir.

La digitale a agi ici d'une manière très rapide : elle a agi et sur la diurèse qui atteint le 3e jour 7000 et sur le pouls qui a été diminué le 1er jour. Les étouffements et les palpitations ont aussi cédé très rapidement.

Je revois le malade le 16 novembre 1888 ; il avait déjà à 3 reprises été pris d'étouffements considérables, sans œdème, chaque fois qu'il voulait reprendre son travail.

Le pouls est fort, tendu, régulier, 70 ; pas de souffle au cœur ; exagération très nette du 2e bruit à droite. Essoufflement surtout par les mouvements : respiration emphysémateuse ; foie toujours très gros. Pas d'albumine dans les urines ni par la chaleur, ni par les acides.

Observation XXIX

Artério-sclérose commençante.

Le nommé Kumer, âgé de 53 ans, homme de peine, entre le 17 janvier 1888, salle Bazin, n° 13.

Bonne santé habituelle ; le malade ne s'est jamais plaint de rhumatismes. Pas de fièvre typhoïde ni de syphilis ; pas d'alcoolisme. Depuis environ un an, il se plaignait de quelques palpitations et d'étouffements lorsqu'il montait un escalier, mais c'est surtout depuis 2 mois que les palpitations sont devenues plus fortes, et les étouffements plus considérables.

Il tousse un peu, depuis cette époque.

État actuel, le 18 janvier. — Ur. 1500. C. 70. Pas de souffle au cœur, pas d'hypertrophie ; deuxième bruit plus fort à la base droite, mais sans exagération. A la pointe, dédoublement du 2e bruit sans roulement présystolique ; pouls petit. Pas beaucoup de palpitations ; étouffement surtout le soir et ayant un point de départ épigastrique : Râles d'œdème pulmonaire à la base. Pas d'œdème des jambes ; pas d'albumine. Foie gros, tendu, douloureux à la pression. Régime ordinaire.

Le 19. Ur. 500. C. 64.

Inégalité de durée et de force des battements du cœur. Le malade se sent mieux, étouffe un peu moins ; quelques palpitations pendant qu'il marche ou qu'il monte un escalier ; pas de céphalalgie. Le pouls est plus fort à droite qu'à gauche.

Le 20. Ur. 500. C. 54.

Le cœur est faible ainsi que le pouls. Pas beaucoup de palpitations, mais le malade étouffe quand il marche.

Le 22. Ur. 500. C. 68.

Bien moins de palpitations et d'étouffements : la sensation de serrement épigastrique persiste.

L'œdème pulmonaire a disparu ; en somme le malade a été amélioré par le repos seul.

Le 23. Ur. 1000. C. 50. Dig. 0.50. Rég. ordinaire.

Cœur encore irrégulier : toujours palpitations et étouffements par le mouvement.

L'appétit est assez bon.

Le 24. Ur. 1000. C. 48. Dig. 0.50.

Le 25. Ur. 2250. C. 40. Dig. 0.50.

Dédoublement très net du 2e bruit : l'étouffement a beaucoup diminué : pas de palpitations ; pas de céphalalgie, ni de nausées.

Le 27. Ur. 1000. C. 40. Dig. 0.50.

Intervalle intersystolique quelquefois très prolongé ; pouls petit, moyennement tendu.

Le 28. Ur. 500. C. 41. Dig. suppr.

Le malade étouffe bien moins : il avait auparavant de l'étouffement et des palpitations lorsqu'il marchait, avec sensation de poids épigastrique, et maintenant il ne sent plus rien du tout. Très fort mal à la tête depuis 2 jours, ce qui lui arrive rarement. Pas d'envies de vomir ni d'éclairs dans les yeux ; ne tousse pas et crache peu.

Le 29. Ur. 500. C. 37.

On remarque dans le cœur quelques légères irrégularités. Le mal de tête a disparu.

Depuis jeudi dernier, 25, le malade avait quelques légères douleurs d'estomac ; mais hier le malaise a augmenté beaucoup et ce matin il a eu quelques envies de vomir. Creux épigastrique douloureux, peut-être à cause du lobe gauche du foie.

Légère teinte jaunâtre ; appétit moins bon depuis 4 ou 5 jours ; foie assez gros.

Le 30. Ur. 500. C. 37. Rég. lacté.

Le cœur est très lent : par moment il y a 3 ou 4 pulsations qui sont redoublées ; pas de céphalalgie, douleurs stomacales moins fortes ; urines rares.

Le 31. Ur. 750. C. 44. Rég. lacté.

Le malade se sent bien mieux.

1er février Ur. 2200. C. 46.

Le 2. Ur. 2500. C. 50.

Le malade sort le 3 février à peu près guéri.

Cette observation nous montre un malade chez lequel le repos sans régime lacté a produit une grande amélioration.

La digitale a amené la diurèse et une diminution des pulsations du pouls, d'ailleurs probablement peu nombreuses à l'état normal chez lui ; elle a amené quelques légers troubles ; céphalalgie, douleurs stomacales qui ont cédé au régime lacté ; le jour de sa sortie le malade se sentait très bien.

Observation XXX

Myocardite sénile.

Le nommé Pierre Noë, âgé de 70 ans, exerçant la profession de cordonnier, entre le 12 juillet 1897, salle Bazin, n° 8.

Comme antécédents héréditaires, on ne note rien de particulier : son père et sa mère sont morts de vieillesse. Le malade a toujours été cordonnier ; jamais de maladies sérieuses, pas de rhumatismes ni de fièvre typhoïde, pas de syphilis ; peut-être quelques excès alcooliques. Il y a à peu près un mois que les pieds ont commencé à enfler sans que le malade se soit plaint de palpitations de cœur.

État actuel, le 13 juillet. — Œdème limité spécialement aux 2 jambes, surtout au niveau des malléoles. Cœur régulier ; pas de souffle : accentuation du 2e bruit à la base droite ; région hépatique normale et non douloureuse.

Le 14. Ur. 500. C. 80. 4 degrés.
Le 16. Ur. 1000. C. 76.
Le 18. Ur. 1250. C. 80.
Le 19. Ur. 1750. C. 76.
Le 20. Ur. 1500. C. 80. Dig. 0.30.
Le 21. Ur. 1000. C. 70. Dig. 0.30.
Le 22. Ur. 1750. C. 72. Dig. 0.50.
L'œdème persiste.
Le 23. Ur. 1000. C. 64. Dig. 0.30.
L'œdème diminue un peu ; pas de souffle au cœur ; exagération du 2e bruit aortique.
Le 24. Ur. 2000. C. 72. Dig. supprimée.
L'œdème diminue ; ni mal au cœur, ni mal à la tête.
Le 25. Ur. 1700. C. 64.
Le 26. Ur. 1250. C. 75.
Le 27. Ur. 1250. C. 80. Dig. 0.30.
Le 28. Ur. 2250. C. 84. Pas de digitale.
Pas de céphalalgie ni de mal à l'estomac.
Le 29. Ur. 1000. C. 88. Dig. 0.30.
Très légère céphalalgie.

Le 30. Ur. 1750. C. 70. Pas de digitale.

Le 31. Ur. 1750. C. 80. Dig. 0.30.

Le malade se trouve très bien.

Le 1er août. Ur. 1250. C. 66. Dig. 0.50.

Le 2. Ur. 2000. C. 72. Dig. 0.30.

Cœur régulier ; l'appétit a un peu diminué depuis hier. L'œdème tend à disparaître.

Le 3. Ur. 1250. C. 70.

Légère céphalalgie ; le malade ne va pas à la garde-robe. Creux épigastrique douloureux.

Le 4. Le malade se sent très bien et demande à sortir.

La digitale a agi, mais d'une façon modérée, elle a fait baisser un peu le pouls. Les urines ont augmenté et sont arrivées à 2250. L'œdème a beaucoup diminué : En somme, pas d'accident à noter. La dose n'a été que de 0.30.

C. — Administration de la digitale.

1° *Chez les polysarciques et dans différentes affections du cœur.* (XXXI à XL.)

2° *Chez les cardiaques à la période asystolique et chez des personnes n'ayant pas de maladie de cœur.* (XL à XLV.)

OBSERVATIONS XXXVI et XXXII (RÉSUMÉES) (1).

Résultats de la digitale chez deux polysarciques, après la saignée.

La première, la nommée C..., âgée de 56 ans, couchée au lit n° 6 de la salle Louis, était devenue polysarcique au moment de la ménopause, vers l'âge de 46 ans. Etat asystolique complet, et signes d'une asphyxie imminente; les battements de cœur étaient faibles, irréguliers, au nombre de 126; pas de souffles.

Le pouls était petit presque imperceptible. Une saignée de 550 gr. faite le 3 mars, conjure à peu près tous les accidents, et la malade achève de se remettre avec des piqûres de caféine et d'éther. Elle reste à Bichat jusqu'au 15 juin, prenant, aussitôt que les urines commençaient à baisser, soit 0,75 à 1 gr. de caféine, soit 0,30 ou 0,40 de macération de digitale pendant 5 ou 6 jours.

L'action sur les urines était surtout manifeste après l'action de la digitale : l'action sur le cœur était à peu près nulle. La macération est administrée 4 fois et n'a jamais produit d'accidents.

La 2e malade, la nommée J.., Elisa, âgée de 38 ans, entrée le 4 mars, salle Louis, n° 2, est devenue polysarcique depuis 8 ans. Elle entre dans un état asystolique complet. Battements du cœur faibles et irréguliers au nombre de 130; pouls petit, presque filiforme.

(1) Dr COURTADE. De la saignée dans la dilatation cardiaque des polysarciques (communication à la Société médico-pratique, le 28 mai 1888).

Le 6 mars. 1re saignée difficile de 150 gr.

Le 9. Nouvelle saignée de 350 gr. amenant un soulagement plus complet mais passager.

La quantité d'urine n'est pas augmentée et varie entre 600 et 1000.

Le 12 mai. Nouvelle saignée de 350 gr., suivie d'un soulagement passager.

Le 9 juin. L'étouffement a augmenté considérablement, et la malade présente tous les signes d'une dilatation aiguë du cœur, avec congestion hépatique forte et douloureuse, œdème considérable. Saignée de 500 gr. pratiquée sur la malade assise sur une chaise et dans un état complet d'asphyxie. L'effet de la saignée est les plus remarquables ; le soulagement est immédiat. Le point douloureux hépatique qui, depuis 4 ou 5 jours, faisait souffrir la malade, disparaît. L'oppression se calme petit à petit et, 5 à 6 *minutes après la saignée elle urine plus d'un demi-litre d'urine.* A partir de ce moment le mieux va toujours en augmentant.

Le 10. Elle prend 20 gr. d'eau-de-vie allemande et de sirop de nerprun, et le 11, elle prend de la digitale ; on verra dans le tableau suivant l'effet sur la diurèse qui a été très fort, tandis que l'effet sur le cœur a été relativement peu considérable.

Le 6 juin.	Ur. 450.	C. 130.	Rég. lacté.	
7 —	Ur. 400.	C. 126.	—	
8 —	Ur. 400.	C. 120.	—	
9 —	(diarrhée)	C. 110.	—	Saignée. 500.
10 —	—	C. 120.	—	Eau-de-vie all. 20 gr.
11 —	Ur. 2000.	C. 103.	—	
12 —	Ur. 2400.	C. 110.	—	Mac. dig....... 0.30
13 —	Ur. 2500.	C. 98.	—	— 0.30
14 —	Ur. 3500.	C. 100.	—	— 0.50
15 —	Ur. 4000.	C. 92.	—	— 0.50
16 —	Ur. 4000.	C. 94.	Rég. mixte.	Dig. supprimée.
17 —	Ur. 4000.	C. 100.	—	Mouchetures aux jambes.
18 —	Ur. 2500.	C. 94.	—	
19 —	Ur. 1000.	C. 108.	—	
20 —	Ur. 1100.	C. 120.	—	
21 —	Ur. 1200.	C. 110.	—	Teint. dig.... 60 g.
22 —	Ur. 2500.	C. 108.	—	— .... 80 —
23 —	Ur. 2500.	C. 90.	—	— .... 80 —
24 —	Ur. 2500.	C. 98.	—	— ... 80 —
25 —	Ur. 3500.	C. 94.	—	— ... 100 —
26 —	Ur. 1500.	C. 100.	—	Dig. supprimée.
27 —	Ur. 1200.	C. 101.	—	
28 —	Ur. 1200.	C. 90.	—	

La malade prend encore deux fois de la digitale ; 0,30 de macération du 27 juillet au 4 août, et 0,50 du 15 août au 25.

Pendant cette administration, la malade n'a eu aucun accident, ni envie de vomir, ni céphalalgie, ni vertiges. La digitale n'aurait peut-être pas si bien agi, si la saignée abondante de 500 gr. n'avait pas auparavant opéré une déplétion indispensable. Le poids a rapidement diminué : de 100 kilos, il est tombé graduellement à 72 kilos, et la malade dans l'espace de deux mois a perdu 28 kilos. J'ai eu dernièrement de ses nouvelles et elle se porte très bien.

Observation XXXIII

Polysarcique. — Dilatation du cœur droit.

Le nommé X..., âgé de 50 ans, entre le 4 septembre 1887, salle Bazin, n° 14.

A son entrée le malade, qui est polysarcique et emphysémateux, présente des signes de dilatation cardiaque avec faiblesse des battements du cœur sans souffles. Le pouls est cependant assez fort ; infiltration considérable des membres inférieurs ; œdème pulmonaire, dilatation des veines du cou ; on compte 76 pulsations ; il urine dans la journée de 800 à 1000 gr. Le 8 il prend 0,50 de macération de digitale qu'il continue jusqu'au 15.

Pendant ce temps, il est au régime mixte, prend 2 gr. d'iodure de sodium, une piqûre de morphine de 0,02 centigr. le soir.

La digitale ne produit rien ni du côté du pouls ni du côté des urines ; le malade s'infiltre davantage et meurt le 17 sans avoir présenté aucun accident dû à la digitale, ni envies de vomir, ni céphalalgie, ni ralentissement de la circulation.

Observation XXXIV

Cœur polysarcique.

Le nommé Tissot, âgé de 66 ans, cocher, entre le 18 mars 1887, salle Bazin, n° 4.

Il commence surtout à grossir vers l'âge de 45 ans, mais la maladie actuelle remonte à une dizaine d'années. A mesure que la polysarcie augmentait, l'étouffement devenait plus considérable. Il y a 4 ans, il entre dans le service de M. Gérin Rose, où il reste 45 jours.

Il entre un an après dans le service de M. Huchard, toujours pour ses étouffements. L'œdème des jambes a commencé il y a 4 ans; il augmente pendant les crises d'étouffement et les mains enflent. Battements de cœur remontant aussi à 3 ou 4 ans.

État actuel, le 19 mars. — Le cœur est faible. 80 pulsations; accentuation du 2e bruit à la base gauche. Parfois dédoublement du 2e temps à la pointe, pas de souffles; quelques irrégularités. Signes d'hypertrophie cardiaque; du côté du poumon on note 26 respirations, des râles d'œdème à la base. Essoufflement considérable, surtout par la marche, pas de fièvre; fonctions digestives se faisant assez bien. Œdème des jambes moyen; peu d'urines, elles ne contiennent ni sucre, ni albumine; polysarcie assez grande : 86 kilos.

Du 20 au 22. Les urines ne montent pas au-dessus de 750.

Le 22 Ur. 750. Il prend XL gouttes teint. digit. et les continue jusqu'au 27; les urines varient entre 500 et 750.

Le 27. Il prend X gouttes de digitaline et il urine 2000.

Le 28. Urines 1500.

Le 29. Ur. 1250. Il reprend de nouveau X gouttes de teinture de digitaline.

Le 30. Ur. 750.

Le 31. L'essoufflement qui avait diminué, augmente ainsi que l'œdème, et le 31 au soir saignée de 450, qui soulage un peu le malade, mais pas beaucoup; il urine dans la journée 1250. On redonne de la digitaline à la dose de XII gouttes, mais elle reste sans effet; du 4 au 9, le malade prend deux injections de morphine et une injection de convallaria maialis.

Le malade meurt le 9 subitement. L'autopsie n'a pu être faite. Nous sommes en présence d'un cœur polysarcique; la teinture de digitale à la dose de XL gouttes n'a pas d'effet.

La digitaline à la dose de 1 milligr. réussit bien pendant un certain temps, mais l'asystolie ne peut être vaincue; elle recommence et le malade succombe.

Observation XXXV

Polysarcique.

Le nommé Riberolles, âgé de 66 ans, entre le 2 juillet 1888, salle Bazin, n° 7.

Corpulence assez marquée, 96 kilos, 5; essoufflement très fort, œdème notable des deux bases, surtout à gauche. Le cœur est régulier, 90 pulsations, il est un peu faible et on observe une tendance au dédoublement du 2e temps; à la pointe, pas de souffle, pas d'augmentation de volume du foie; œdème notable des membres inférieurs.

Le malade est mis au régime lacté.

La digitale est d'abord donnée pendant 3 jours à la dose de 0,40, puis pendant 5 jours à la dose de 0,30. Elle n'a aucune action ni sur le cœur ni sur les urines. L'œdème ne diminue pas et le malade meurt un mois après de cachexie cardiaque. La digitale n'a produit aucun accident.

Observation XXXVI (résumée)

Goitre exophtalmique.

La nommée X..., âgée de 46 ans, entre le 28 juin 1887, salle Louis, n° 16.

La malade s'est aperçue de son goitre au mois de janvier 1887 ; le tremblement et l'exophtalmie sont venus ensuite. Les palpitations sont observées en dernier lieu.

La digitale est donnée sous forme de macération à deux reprises différentes et à la dose de 0,30. Les urines ont un peu augmenté, mais les palpitations n'ont pas été calmées. Le pouls s'est toujours maintenu aux environs de 120. Comme accident, la digitale a produit quelques douleurs stomacales qui ont été calmées assez vite par du laudanum. Elle a produit aussi un peu de diarrhée.

Observation XXXVII (résumée)

Angine de poitrine.

La nommée Goud..., âgée de 57 ans, entre dans le service le 20 mars 1887, salle Louis, n° 20, pour une angine de poitrine datant de 8 mois. Comme lésions cardiaques il n'y avait rien à la pointe, mais il y avait à la base et à droite une exagération du 2e bruit prenant le timbre clangoreux. On entendait de plus un double souffle.

Vers le commencement de juin, elle se plaint de quelques palpitations de cœur. Elle prend le 12, 0,30 ; le 13, 0,40 ; le 14 et le 15, 0,50 de macération. Les urines qui auparavant atteignaient le chiffre de 2500, diminuent et la malade n'urine que de 1000 à 1500. La digitale est supprimée le 16. Le pouls n'a pas diminué de fréquence. Pendant cette administration, les crises n'augmentaient pas en nombre, mais elles devenaient plus fortes et plus pénibles. Le même effet se produit par l'administration de digitale sous forme de teinture, et à la dose croissante de 60 à 80 pendant 4 jours.

Observation XXXVIII (résumée)

Emphysème pulmonaire : retentissement sur le cœur.

Le nommé Legland, Louis, âgé de 47 ans, entre le 16 juillet 1887, salle Bazin, n° 16.

Le malade est un emphysémateux qui présente une poussée de bronchite aiguë causée par un refroidissement : oppression considérable, expectoration spumeuse ; respiration en duvet ; fièvre, et point de congestion pulmonaire à la base gauche avec râles sous-crépitants fins. Vers le 27 juillet les phénomènes aigus sont passés, mais les étouffements deviennent très forts ; tirage sous-sternal : la respiration est faible, rude, profonde, présentant en beaucoup d'endroits cette sensation de duvet constatée les premiers jours. Le cœur est très faible, et la cyanose très forte ; le malade commence à enfler des jambes. L'œdème va en augmentant pendant le mois d'août, l'essoufflement est continuel. Vers la fin du mois d'août l'œdème qui disparaissait à certains moments devient permanent et prend des proportions très fortes : les bourses s'œdématient et la cyanose devient considérable. Le cœur est faible et ne présente aucun souffle. Pas d'albumine dans les urines, qui sont peu abondantes.

1er septembre. Le malade n'urine presque pas et le 2 il prend 0,30 de macération ; du 2 au 8 la diurèse n'augmente pas beaucoup et arrive le 8 jusqu'à 1000. L'œdème devient très fort et se généralise ; les mains deviennent enflées.

Le 9. L'urine monte à 1200.

Le 12. L'enflure des bourses disparait, le malade urine 2250.

Le 13. 3200.

Le 14. 2500.

Le 15. L'enflure a à peu près complètement disparu ; il tousse un peu moins, mais crache encore beaucoup.

L'œdème ne reparait plus les jours suivants et le 20 on cesse la digitale qu'il avait pris pendant 18 jours à la dose de 0,30.

Le malade se sent très bien, et étouffe beaucoup moins ; l'effet sur le cœur a été presque nul, les pulsations ont toujours varié entre 70 et 80, et restent toujours très faibles. Le malade tousse et crache encore beaucoup ; la diurèse se maintient entre 1000 et 1500.

Observation XXXIX

Cirrhose hépatique ; retentissement cardiaque.

La nommée X..., âgée de 57 ans, entre le 20 septembre 1887, salle Louis, n° 27.

La malade se présente avec un ventre très gros, de l'ascite assez forte et un œdème très marqué des membres inférieurs. L'étouffement est assez pénible, et on constate de l'œdème pulmonaire aux bases. Au cœur souffle doux au premier temps et à la pointe ; exagération du 2e bruit pulmonaire.

La malade prend du 22 septembre au 5 octobre 0,50 de macération de digitale. Les urines restent stationnaires et peu abondantes jusqu'au moment d'une ponction de 10 litres qui est faite le 26 septembre et permet de constater que le foie est gros et dépasse les fausses côtes de deux travers de doigt. A partir de ce moment les urines augmentent et arrivent le 5 octobre à 2000. L'œdème se résorbe complètement, et le souffle du premier temps disparait ; on avait probablement affaire à une dilatation cardiaque d'origine hépatique. L'action sur le pouls a été peu marquée. Malgré une administration prolongée de 0,50 de digitale, on n'a pas observé d'accidents.

Observation XL

Insuffisance et rétrécissement mitral.

La nommée Vix, Caroline, âgée de 28 ans, entre le 31 décembre 1887, salle Louis, n° 10, pour quelques troubles nerveux tenant à une métrite ; elle a une insuffisance mitrale avec rétrécissement, mais à la période de compensation, pas de palpitations ni d'étouffements.

Le 3 janv.	Ur. 1000.	C. 76.	Urée	19.5.	Jul. gommeux.		
4 —	Ur. 1300.	C. 92.	—	18.5.	—		
5 —	Ur. 1400.	C. 80.	—	18.2.	—		
6 —	Ur. ?	C. 80.	—	?	Antipyrine......	4 gr.	
7 —	Ur. 1500.	C. 54.	—	39.	—	5 —	
8 —	Ur. 1600.	C. 60.	—	22.8.	—		
9 —	Ur. 1500.	C. 60.	—	15.6.	—		
10 —	Ur. 1600.	C. 72.	—	20.8.	—		
11 —	Ur. 1900.	C. 70.	—	18.	Antipyrine supp.		
12 —	Ur. 1500.	C. 76.	—	16.9.	—		

Le 13 janv.	Ur. 1200	C. 66.	Urée	19.	Mac. dig....... 0.50
14 —	Ur. 1600.	C. 60.	—	20.1.	—
15 —	Ur. 1400.	C. 80.	—	16.3.	—
16 —	Ur. 1500.	C. 58.	—	19.3.	—
17 —	Ur. 1200.	C. 55.	—	17.	—
18 —	Ur. 1100.	C. 68.	—	22.3.	Mac. supprimée.
19 —	Ur. 1700.	C. 72.			— —
20 —	Ur. 1300.	C. 80.	Urée.	18.5.	— —

La digitale a très peu agi sur les urines. L'urée n'a aussi subi que peu de modifications. Quant au pouls, l'antipyrine et la digitale paraissent avoir eu la même action : il a été diminué de fréquence.

Observation XLI

Insuffisance mitrale.

Le nommé X..., âgé de 35 ans, entre le 20 juillet 1887, salle Bazin, n° 4.

Le malade présente un rachitisme thoracique très prononcé, et entre pour une bronchite simple avec emphysème. On trouve au cœur un souffle doux au 1er temps et à la pointe, dénotant une insuffisance mitrale ; pas d'œdème.

Il prend de la digitale du 1er août au 15, à la dose d'abord de 0,30, puis de 0,40, ensuite de 0,50, enfin de 0,60.

L'effet sur les urines est peu important.

L'effet sur le pouls est à peu près nul.

L'appétit diminue un peu ; pas de céphalalgie ; le 12e jour il a quelques envies de vomir, mais la digitale est continuée et elles cessent rapidement.

En somme chez ce malade la lésion cardiaque était bien compensée et la digitale a été sans effet, sur le cœur et sur les urines.

Observation XLII

Emphysème pulmonaire.

Le nommé Guissemeyer, âgé de 49 ans, entre salle Bazin, n° 1, le 20 janvier 1888. Santé ordinairement très bonne ; pas de rhumatisme ni de fièvre typhoïde ; pas de syphilis.

Depuis un an le malade a une bronchite avec des étouffements qui ont beaucoup augmenté ces temps derniers ; jamais de palpitations ; jamais d'œdème des jambes.

Le jour de son entrée, il présentait une respiration emphysémateuse, avec quelques accès d'étouffement.

Le cœur présente quelques irrégularités ; pas de souffle ; 2e bruit plus fort à la base gauche, mais pas d'exagération ; pas de toux, ni d'expectoration. A partir du 25 il prend 0,40 de macération de digitale.

Le 23 janv.	Ur. 750.	C. 104.	N° I. 1 gr.	
24 —	Ur. 500.	C. 100.	— 1 gr.	
25 —	Ur. 1100.	C. 100.	— 1 gr.	Mac. dig....... 0.40
26 —	Ur. 900.	C. 104.	— 1 gr.	— 0.40
27 —	Ur. 1200.	C. 104.	— 1 gr.	— 0.40
28 —	Ur. 1000.	C. 110.	— 1 gr.	— 0.40
29 —	Ur. 1000.	C. 96.	— 1 gr.	— 0 40
30 —	Ur. 1100.	C. 90.	— 1 gr.	— 0.40
31 —	Ur. 750.	C. 104.	— 1 gr.	Mac. dig. supprimée.

La digitale a été à peu près sans action sur le pouls et les urines, qui n'ont été que très légèrement augmentées ; le malade n'avait pas d'ailleurs d'œdème apparent ; le foie n'était pas gros. La digitale a cependant bien agi sur les étouffements qu'elle a calmés tout à fait ; pas de phénomènes d'intolérance, ni envie de vomir, ni de céphalalgie.

Observation XLIII

Tuberculose pulmonaire.

Le nommé X..., couché au n° 19 de la salle Bazin, est entré pour une tuberculose pulmonaire au deuxième degré, avec œdème cachectique des membres inférieurs ne dépassant pas le mollet. Rien au cœur.

La digitale est donnée une première fois le 19 janvier 1888, à la dose de 0,30, puis de 0,50, enfin de 0,60 ; la dernière dose est prise le 30 janvier.

Les urines augmentent très peu, et l'effet sur le pouls est nul. L'œdème reste complètement stationnaire.

La digitale est donnée une seconde fois du 10 au 22 juin à la dose journalière de 0,50.

L'effet sur la l'œdème reste nul. Le malade a ressenti seulement quelques envies de vomir le 23 juin avec une légère céphalalgie : la potion provoquait chez lui du dégout ; les urines ont baissé et sont restées pendant 5 à 6 jours au chiffre de 750, au lieu de 1250. Les envies de vomir et la céphalalgie ont cessé le lendemain de la suppression ; mais le pouls qui n'avait pas varié et battait encore aux environs de 70, s'est maintenu à 60 pendant 8 jours; pas de modifications dans la marche de la tuberculose.

Observation XLIV

Tuberculose pulmonaire.

Le nommé Def..., Eugène, âgé de 62 ans, charpentier, entre le 16 novembre 1887, salle Bazin, n° 3, pour une tuberculose au 2e degré.

Du 26 décembre au 4 janvier, il prend tous les jours 0,50 de macération de digitale.

L'effet sur les urines est nul pendant l'administration; les jours suivants, les urines auraient plutôt de la tendance à baisser; ainsi l'urine des 8 jours précédant l'administration égale 10050. Pendant que le malade prend la digitale on note 9050, tandis que pendant les 8 jours qui suivent les urines marquent 7500; l'action sur le pouls a été nulle. Les signes de la tuberculose n'ont pas été améliorés.

D. — Cardiaques traités par le repos.

Observation XLV

Artério-sclérose au début. (Repos.)

Le nommé Jav..., Jean, âgé de 32 ans, entre le 23 septembre 1887, salle Bazin, n° 3. Ordinairement bien portant, pas de rhumatismes.

En 1877, pendant son service militaire, il a une bronchite avec étouffements qui a persisté jusqu'en 1880; pas de syphilis, ni d'alcoolisme. Il a recommencé à tousser il y a 15 jours seulement, et l'œdème n'est apparu qu'il y a 8 jours; la bronchite s'accompagne d'étouffements, ayant un point de départ épigastrique.

On constate à son entrée des râles d'œdème aux deux bases et quelques râles sibilants dans le reste de l'étendue du thorax. On ne trouve pas de souffle au cœur, et on ne constate pas d'exagération bien nette du deuxième bruit à la base. Le cœur bat 68 pulsations. Pas d'albumine dans les urines. Le foie est un peu gros, surtout le lobe gauche qui est douloureux à la pression. Léger œdème des jambes.

Le malade est mis simplement au repos.

Le 24. Ur. 600. C. 60.

L'œdème disparaît le matin et ne reparaît que le soir.

Le 25. Ur. 2000. C. 42.

Le malade a un peu étouffé hier soir, mais la nuit a été bien meilleure.

Le pouls et le cœur sont très lents.

Le 26. Ur. 4000. C. 46.

Le 27. Ur. 2500. C. 54. Na I. 1 gr.

On constate encore quelques râles d'œdème pulmonaire, mais l'œdème des jambes n'apparaît plus le soir.

Le 28. Ur. 1800. C. 48. Na I. 1 gr.

Le 29. Ur. 1500. C. 46. Na I. 1 gr.

Le malade mange bien, n'a pas d'œdème. Il tousse encore beaucoup; on constate de l'exagération du 2e bruit pulmonaire.

Le 30. Ur. 1600. C. 50.

1er oct. Ur. 1400. C. 58.

L'œdème ne reparait pas; 2e bruit plus accentué à la base gauche; foie encore un peu gros.

Les jours suivants les urines se maintiennent dans les environs de 1500; mais le cœur augmente le nombre de ses pulsations; le 5 on compte 64, le 13, 80; le 20, 72. Le malade se trouve cependant très bien et demande à sortir.

Nous avons affaire probablement à un début d'artério-sclérose; le repos seul suffit pour produire les mêmes effets que la digitale, c'est-à-dire une diurèse abondante, et un abaissement très fort du pouls.

Observation XLVI

Artério-sclérose commençante. — Souffle fonctionnel. (Repos.)

La nommée B.., Marguerite, âgée de 52 ans, entre le 6 décembre 1887, salle Louis, n° 15.

Sa mère est morte à 35 ans d'un anévrysme.

Son père est mort à 40 ans. Elle n'a jamais eu de maladies sérieuses, pas de fièvre typhoïde ni de rhumatisme, pas d'hémorrhoïdes ni d'eczéma. Sciatique à l'âge de 20 ans, ayant laissé une jambe raccourcie; pas de migraines ni de bronchites. Réglée seulement à 21 ans, elle a toujours été bien réglée, mais peu abondamment; la ménopause est survenue à 40 ans sans aucun accident. Marchande de poissons il y a 5 ans, elle s'est beaucoup fatiguée et ne se nourrissait pas très bien. Elle entre à l'Hôtel-Dieu vers la fin de septembre: elle était déjà malade et se trainait depuis 2 mois; les jambes étaient devenues enflées depuis 6 semaines; palpitations de cœur. On lui donne du lait et de la digitale, et elle sort le 9 octobre complètement guérie.

Elle recommence à enfler il y a 4 semaines et elle entre à Bichat, le 6 décembre.

État actuel, le 7 décembre — Malade maigre, assez pâle; pas de cyanose; pas de battements artériels ou veineux. État de respiration normal.

Cœur : Rien à l'inspection; la pointe bat dans le 5e espace intercostal au-dessous du mamelon, à la palpation pas de thrill. A l'auscultation 1er bruit très fortement frappé à la pointe; pas de souffle. 2e bruit de la base légèrement clangoreux à droite. Le cœur est régulier, 88; mais la malade se plaint de palpitations. Le pouls est régulier, de force moyenne, 88. Pas de douleur dans la région hépatique. Le foie n'a pas augmenté de volume; pas d'ascite, mais ballonnement assez fort du ventre. Œdème assez marqué des 2 jambes et de la partie inférieure des cuisses; il est mou aux jambes et assez dur aux cuisses. Respiration normale ; rien à la percussion. Murmure vésiculaire plus faible et plus rude au sommet gauche, en avant et en arrière. Râles d'œdème aux 2 bases, surtout à gauche. Urines peu abondantes ; pas d'albumine.

Le 8. Ur. 500. C. 80. 4 degrés. Queues de cerises.

Le 9. Ur. 500. C. 92.

L'œdème diminue un peu.

Le 11 Ur. 1200. C. 100.

Les jambes sont à peu près désenflées.

Le 13. Ur. 900. C. 100.

L'œdème a disparu. Le malade se plaint de quelques palpitations de cœur et ne dort pas beaucoup.

Le 14. Ur. 1300. C. 100. Bismuth, 4 gr.

Le malade a depuis peu un peu de diarrhée.

Le 16. Ur. 1300. C. 84.

Ce matin léger étourdissement ; palpitations du cœur très fortes.

Le 17. Ur. 1500. C. 80.

Le 18. Ur. 1200. C. 88.

Le 21. Ur. 1000. C. 84.

Le soir vers 7 h. 1/2 la malade se mit à étouffer et à avoir des crampes ; puis elle se met au lit et perd connaissance d'une façon incomplète, car elle sentait lorsqu'on la pinçait, elle était pâle et avait des sueurs abondantes, accompagnées de palpitations très fortes ; elle est restée dans cet état jusqu'à 10 heures avec hoquet et respiration de Cheyne-Stokes.

Le 22. Ur. 1050. C. 90. KI. 1 gr. 4 degrés.

La malade se sent assez bien et ne se rappelle de rien, on ne trouve dans aucun organe rien de particulier, si ce n'est des râles sous-crépitants, plus abondants à gauche et en arrière.

Le 25. Ur. 1000. C. 88. KI. 1 gr.

Le 28. Ur. 1600. C. 90. KI. 1 gr.

Le 29. Ur. 2500. C. 96. KI. 1 gr.

Le 30. Ur. 2100. C. 110. KI. 1 gr.

Le 31. Ur. 1200. C. 120. KI. 1 gr.

On trouve au 1er temps et à la pointe et un peu à droite un souffle doux très net, qui n'existait pas au début. Le 1er temps est toujours nettement frappé au niveau de la pointe.

Le 2e bruit aortique est peu fort. Râles d'œdème aux 2 bases surtout à gauche.

3 janvier. Ur. 1200. C. 100. KI. 1 gr.

Le 6. Ur. 1200. C. 104. KI. 1 gr. Pil. agaric. 0,25.

La malade transpire beaucoup. Le ventre augmente un peu de volume, tympanite. L'œdème des jambes n'a pas reparu.

Le 12. Ur. 2000. C. 88. Kl. 1 gr.

Le souffle du 1er temps a disparu ainsi que les râles d'œdème.

Le 18. La malade se sent très bien ; elle a quelquefois le soir un léger œdème des malléoles qui disparait le matin ; elle va au Vésinet.

Nous avons affaire à un cœur sénile se forçant par la fatigue : il existe probablement un peu de myocardite scléreuse. L'effet diurétique de l'iodure de potassium est assez net : il faut encore remarquer le souffle fonctionnel que le malade a présenté pendant un certain temps à la pointe et à l'orifice tricuspidien et cela sans que la circulation pulmonaire fût très entravée ; il devait y avoir simple fatigue cardiaque, il n'y avait pas de pouls veineux. Le repos seul a suffi au début pour faire disparaitre l'œdème.

CHAPITRE III

ACTION DE LA DIGITALE SUR LE CŒUR ET SUR LE POULS

La digitale donnée dans les affections cardiaques arrivées à la période d'hyposystolie modifie de trois manières les pulsations du cœur.

Elle en augmente la force, en diminue le nombre et en régularise le rythme.

1° — Action sur la force des battements du cœur.

Lorsqu'on applique son oreille sur le cœur d'un malade, sous le coup d'une attaque d'asystolie, on constate que les battements sont faibles, les bruits mal frappés ; les souffles ont diminué d'intensité et peuvent même disparaitre ; le choc précordial est à peine sensible soit à l'inspection, soit à la palpation ; le pouls est petit, filiforme, fuyant parfois sous le doigt. La digitale agira en donnant plus de tonicité aux pulsations cardiaques : la force du cœur deviendra plus grande, les systoles seront mieux frappées, *en coup de marteau*, suivant la comparaison de Brunton ; les bruits normaux augmenteront d'intensité, le murmure asystolique de Parrot disparaitra, et les souffles qui existaient auparavant, ou avaient diminué reparaitront avec les caractères qui les distinguaient avant l'attaque d'asystolie. Le pouls deviendra plus saisissable, augmentera de volume, perdra son caractère filiforme, et ses pulsations correspondront mieux à celles du cœur.

Ces différentes modifications du cœur et du pouls correspondent à une augmentation de la tension artérielle. On doit distinguer deux sortes de tension artérielle : la tension variable et la tension constante.

La tension variable est celle que le sang possède au moment de la systole cardiaque ; la tension constante est celle qu'a le sang pendant la diastole cardiaque ; elle dépend de la quantité de sang contenu dans le système cardio-artériel et de l'état plus ou moins normal du tonus vasculaire.

Ces deux tensions sont ordinairement en raison inverse (Marey, travaux du laboratoire, 1875). Cela se comprend à priori : ainsi, dans l'état febrile, par suite de la paralysie des vaso-moteurs, il y a *tension variable forte et tension constante faible;* le système artériel se laisse rapidement distendre à chaque systole ventriculaire; puis la tension redevient ce qu'elle était auparavant, c'est-à-dire très faible. Il en est de même dans l'insuffisance aortique : par suite du reflux du sang dans le ventricule à chaque diastole, la tension constante est faible et la tension variable très forte (Bernheim) ; il en résulte que le pouls est bondissant et dépressible, c'est-à-dire qu'à une tension très forte succède tout à coup une tension très faible.

Dans l'insuffisance mitrale, le pouls est petit ; la tension variable et la tension constante sont à peu près égales, car le sang arrive moins facilement dans l'aorte; il en est de même dans le rétrécissement pur.

La digitale, en augmentant le tonus vasculaire, augmentera d'abord la tension constante; puis, aussitôt que la congestion veineuse aura disparu et que le cœur, surtout le droit, sera moins dilaté, les pulsations cardiaques pourront se faire avec plus d'intensité ; le choc précordial sera mieux senti, la tension variable augmentera et le pouls deviendra plus sensible.

La digitale agira aussi sur le muscle cardiaque pour lui donner plus de force.

On peut étudier sur l'homme les modifications de tension, au moyen du *sphygmomanomètre de Basch*, modifié par MM. Potain et Huchard.

2° — Action sur le nombre.

A. Sur un cœur normal, la digitale à dose thérapeutique reste sans effet, à moins qu'on ne prolonge au delà de 8 jours la dose de 0,40 à 0,50 (observations XL à XLIV).

B. Il n'en est pas de même chez les hyposystoliques surtout valvulaires, avec œdème et congestions viscérales : les pulsations du cœur qui peuvent atteindre le chiffre de 180 et même 200, diminuent de fréquence et tendent à revenir au chiffre normal. La lenteur porte moins sur les éléments de la contraction elle-même que sur les silences. Les systoles et les diastoles auriculaires et ventriculaires, quoique se faisant plus profondément ne sont pas augmentées beaucoup de durée ; le petit silence est mieux appréciable, peut-être par suite de la brusquerie de la systole ventriculaire, mais c'est surtout le grand silence qui subit le plus de modifications : il est plus ou moins allongé, et dans quelques cas on se demande même si le cœur va recommencer une nouvelle pulsation.

Comment expliquer la lenteur des contractions cardiaques produites par la digitale?

1° Il faut se rappeler que le cœur peut battre normalement très lentement et si on n'a pas observé le malade, on peut prendre pour un pouls digitalique ce qui n'est que le retour à l'état normal.

2° Nous verrons plus loin que soit normalement, soit sous l'influence de la digitale, les pulsations du cœur sont souvent bigéminées : la deuxième pulsation est ordinairement plus faible et n'est pas sentie par le pouls ; de sorte que si l'on se bornait seulement à compter les pulsations artérielles, on pourrait les croire plus lentes qu'elles ne le sont réellement.

3° Ces deux causes d'erreurs évitées, la lenteur des pulsations cardiaques peut être produite soit d'une façon indirecte, soit d'une façon directe. On sait que la dilatation cardiaque est une cause de palpitations ; d'abord le cœur lutte contre un obstacle qui est le sang contenu en trop grande quantité dans le ventricule droit. Aussitôt que par suite de la digitale la tension baisse dans le système veineux, la dilatation cesse, l'obstacle disparait et le cœur reprend ses pulsations normales. De plus le sang veineux moins chargé en acide carbonique constitue un excitant plus physiologique de la contractilité cardiaque.

Enfin nous savons que la digitale augmente la tension artérielle. Or d'après les lois de Marey, plus la tension augmente, plus les pulsations cardiaques diminuent de fréquence. Nous avons donc trois causes qui font que la digitale agit d'une façon indirecte sur les pulsations cardiaques pour les diminuer, ces causes peuvent même faire descendre les pulsations du cœur un peu au dessous de la normale ; *le cœur après avoir été excité se repose* ; il ressemble au cœur lent de la convalescence de la fièvre typhoïde, de la pneumonie et de l'érysipèle. Dans les expériences sur les animaux, on voit souvent, après une excitation prolongée du grand sympathique, les pulsations revenir graduellement au chiffre normal, et rester quelque temps plus lentes (Franck).

Je serais disposé à admettre que, *à doses thérapeutiques*, la digitale agit surtout pour tonifier le cœur et donner plus de force à ses contractions : le ralentissement est plus souvent un effet indirect qu'un effet direct ; c'est plutôt le retour à l'état normal que l'on observe. Nous voyons des effets semblables se produire soit avec le régime lacté, soit avec la saignée, soit même par le repos seul. Dans l'observation V, le cœur descend de 140 à 112 ; dans l'observation XLV il descend de 60 à 46. La digitale peut cependant diminuer directement les pulsations du cœur surtout dans les cas de sensibilité extrême du malade au médicament ; les pulsations peuvent descendre alors à un chiffre inquiétant : mais le fait est rare si on surveille le malade, et on peut attendre le maximum d'effet thérapeutique sans qu'on soit obligé de diminuer les pulsations du cœur au-dessous de la normale. La malade qui fait l'objet de l'observation I peut être considérée comme un réactif de la digitale : deux doses de 0,50 de macérations suffisent pour arrêter une attaque d'asystolie. Eh ! bien, chez elle, le pouls descend rapidement de 150 à 100, puis se maintient entre 70 et 80, même si on continue le médicament. Il n'est descendu à 54 qu'au moment où elle a présenté des phénomènes d'intoxication par le strophantus. Dans la plupart des observations qui font la base de ce travail, les pulsations du cœur ne sont pas descendues au-dessous de 60, il n'est descendu à 37 que dans l'obs. XXIX. Chez ce malade, le cœur était déjà descendu à 50 avant la digitale. Disons en terminant que je n'ai jamais constaté l'accélération primitive observée surtout par Sanders et Hutchinson : cette accélération primitive ne se rencontre que dans les cas d'intoxication (Tardieu).

3° — Action sur le rythme.

La digitale à dose thérapeutique n'altère pas le rythme d'un cœur normal. Chez les aortiques à rythme irrégulier, la digitale ne fait que modifier l'irrégularité, mais ne la fait pas disparaître.

Au contraire chez les valvulaires hyposystoliques avec œdème, le cœur de très irrégulier et très rapide devient régulier et passe presque au type normal.

Les irrégularités du cœur consistent surtout en des modifications dans la durée du grand silence : tantôt en effet 4 ou 5 pulsations se suivent de très près; puis vient une série de pulsations régulières ; dans d'autres cas le grand silence augmente pendant plusieurs pulsations. La digitale agit en égalisant la durée des grands silences.

Souvent avant d'observer le rythme normal, on observe le *rythme bigéminé*. On a voulu en faire une caractéristique de l'action de la digitale sur le cœur ; mais lorsqu'on observe pendant longtemps une maladie cardiaque, on voit cette série de deux pulsations dont la deuxième plus courte, survenir à différents moments, sans qu'on puisse l'attribuer à l'effet d'un médicament. En auscultant le cœur plusieurs fois par jour, je ne l'ai pas vu persister longtemps.

Nous pouvons maintenant *résumer l'action de la digitale sur le cœur et les vaisseaux*. D'une manière générale c'est dans l'hyposystolie avec œdème que la digitale agit le mieux sur le système circulatoire.

1° Je n'ai jamais obtenu d'accélération primitive, mais toujours du ralentissement qui survenait ordinairement de 18 à 24 heures après la première dose.

Il est bien plus fréquent de voir les pulsations du cœur devenir normales que de les voir très ralenties.

2° Le ralentissement survient d'autant plus vite que la dose est plus forte.

3° Les pulsations deviennent plus énergiques et plus régulières.

4° M. Potain a remarqué (Thèse Foubert, 1888) que le cœur dilaté revient à son état normal au moyen de la percussion unie à la palpation.

On peut avec le *sphygmographe* étudier sur le pouls les modifications de force, de vitesse et de rythme. Les variations de vitesse et de rythme sont faciles à apprécier ; mais il n'en est pas de même pour la force, et tous les auteurs ne sont pas d'accord sur la manière dont la tension est modifiée.

Les uns : avec Siredey et Legroux, pensent que le tracé du pouls est ordinairement le suivant la ligne d'ascension devient courte et oblique, le sommet s'arrondit et la ligne de descente s'allonge beaucoup ; ce qui indiquerait une tension artérielle forte. Les autres, avec Brunton, Lorain, Constantin Paul, ont recueilli des tracés à caractères d'une tension faible; amplitude plus grande, ligne d'ascension verticale, sommet élevé.

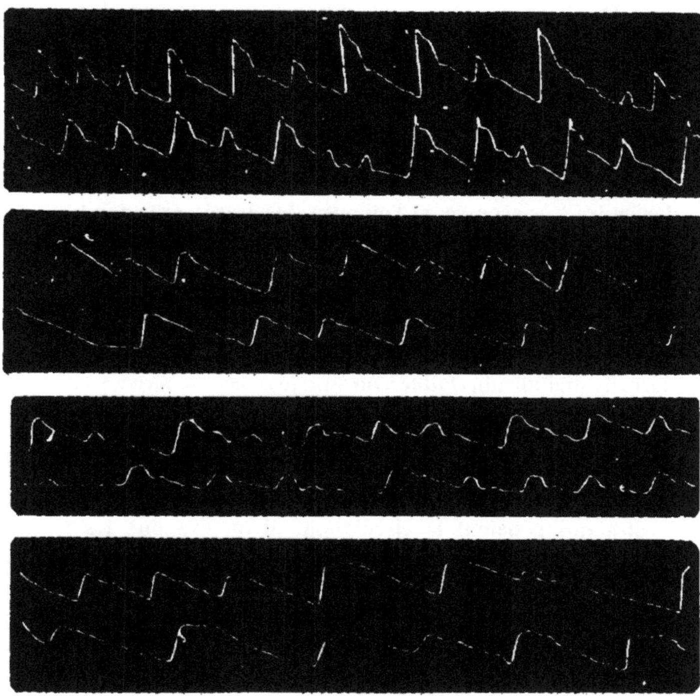

Tracés sphygmographiques pris chez un artério-scléreux (1, 2) et chez un mitral (3, 4), avant et après l'administration de la digitale.

Dans l'étude de ces tracés, il faut tenir compte de la tension variable et de la tension constante (Marey). Il faut aussi tenir compte de la maladie à laquelle on a affaire. *Le sphygmographe ne peut donner une mesure absolue de la pression : il ne peut que permettre d'apprécier très exactement les variations que cette pression éprouve.* Cette pression a trois facteurs principaux : la contraction ventriculaire, la résistance des capillaires et le tonus vasculaire ; on pourrait ajouter un quatrième facteur, c'est-à-dire la quantité de sang contenue dans le système cardio artériel.

Que fait la digitale ? Chez les valvulaires, elle tend, il est vrai, à diminuer la pression en faisant disparaître la résistance due à la paralysie des artérioles ; mais d'un autre côté elle augmente le tonus vasculaire, et facilite les contractions du cœur : ces deux actions l'emporteront et la tension, sera augmentée.

Le tracé, qui avant la digitale ne pouvait pas être pris, ou qui ne donnait qu'une ligne sinueuse deviendra bien plus appréciable. Si le cœur reprend vite son énergie, comme cela arrive d'ordinaire quand on commence par de fortes doses, 0,50 ou 0,60 la tension variable deviendra très accusée, et l'on aura des tracés avec amplitude très grande, ligne d'ascension verticale, sommet élevé. Ce n'est pas cependant une raison pour dire que la digitale diminue la tension : ce que l'on doit dire, c'est que la digitale a augmenté bien plus rapidement la tension variable que la tension constante. Si le cœur reprend son énergie plus lentement, ce qui arrive le plus souvent avec des doses de digitale plus faibles, on aura les tracés de Siredey et Legroux.

Chez les artériels j'ai vu plusieurs fois la digitale diminuer la tension exagérée (obs. XIII et obs. XIV). Le mécanisme en est difficile à préciser ; peut-être la digitale agit-elle en calmant les spasmes vasculaires, ou plutôt en faisant disparaître certaines hyposystolies locales qui gênaient la circulation. Si on examine les tracés on voit que le 15 août, la tension marquant au sphygmomanomètre 21 (obs. XIII), la ligne d'ascension est verticale, le sommet aigu et élevé, la ligne de descente rapide et nettement dicrote. Le 21 août la ligne d'ascension est encore verticale, mais elle est moins élevée ; le crochet disparaît, le sommet présente même un léger plateau. La ligne de descente ne présente plus de dicrotisme. Au sphygmomanomètre la tension égale 18.

J'ai placé à côté les tracés pris sur le malade faisant l'objet de l'observation V, pour montrer que malgré la différence qui existe entre le pouls d'un mitral et le pouls d'un artério-scléreux, on observe cependant, après l'administration de la digitale un tracé qui est parfaitement semblable.

Le *cardiographe* donne les mêmes indications que le sphygmographe. L'application du tambour est souvent difficile, soit à cause de l'embonpoint, ou de l'œdème, soit parce que la pointe du cœur n'est pas nettement perçue, de sorte que son emploi ne peut pas donner aussi souvent des indications que le sphygmographe. D'ailleurs, comme le dit M. Franck, les notions ainsi obtenues ne renseignent pas sur l'énergie réelle des contractions; elles indiquent seulement le passage plus rapide des ventricules à la forme globuleuse. Pour se rendre compte de l'augmentation véritable de l'énergie du cœur, il faut avoir recours à l'exploration intra-cardiaque, ce qui ne peut se faire que chez les animaux.

4° — Actions sur les palpitations.

Le cœur peut surtout chez les cardiaques valvulaires, battre très vite et d'une manière très irrégulière sans que le malade le sente. Mais il en est d'autres qui ont peut être des battements moins fréquents, des irrégularités moins grandes et qui cependant souffrent de leur cœur : ce fait s'observe surtout chez les aortiques. Chez ces derniers la digitale diminue beaucoup les palpitations, et le malade sent battre son cœur d'une manière moins douloureuse. C'est quelquefois le seul avantage qu'il retire de la médication. Les mitraux ont aussi très souvent des palpitations, et la digitale les calme en même temps qu'elle diminue les battements du cœur et qu'elle les régularise. Il est bien entendu que nous ne parlons que des palpitations survenant dans les maladies organiques du cœur.

CHAPITRE IV

ACTION DE LA DIGITALE SUR LA DIURÈSE, SUR L'URÉE ET SUR LE POIDS

Withering et Cullen signalèrent les premiers l'action diurétique de la digitale. Cet effet a été rarement contesté, mais tous les auteurs ne sont pas d'accord sur la pathogénie de l'augmentation des urines.

Est ce sur les reins eux-mêmes que la digitale agit, ou bien est ce d'une manière indirecte, en agissant sur la circulation.

Il est d'abord nécessaire avant de rechercher de quel côté est la vérité, d'établir plusieurs points qui ressortent des observations rapportées plus haut.

A. La digitale n'est pas diurétique à l'état normal, ou dans la période eusystolique des maladies cardiaques.

Chez un sujet sain ce médicament finit même par produire une diminution des urines, si on donne une forte dose longtemps prolongée. Ce dernier fait ressort des expériences de MM. D. Bouley et Reynal sur la digitale administrée à doses toxiques sur les chevaux : dans les cas d'intoxication par la digitale chez l'homme, les urines diminuent plutôt qu'elles n'augmentent. Dans les observations XLIII et XLIV la diurèse a subi une diminution.

B. La digitale est quelquefois diurétique chez des cardiaques qui ne présentent aucun œdème apparent. Mais si on les examine attentivement on découvre chez eux soit de l'œdème pulmonaire, soit une congestion du foie qui peut être excessive (obs. I). Quelques malades n'ont pas d'œdème des jambes apparent, mais après la diurèse provoquée par la digitale, leurs membres inférieurs maigrissent. Ils augmentent de nouveau de volume, deviennent plus durs aussitôt que l'asystolie recommence, et il est impossible, à ce moment, de constater aucun œdème ; il existe une sorte d'exsudation séreuse sous-cutanée et musculaire qui n'arrive pas encore jusqu'à l'exsudation séreuse cutanée, c'est-à-dire jusqu'à l'œdème. Si on suit la marche de l'asystolie, on s'aperçoit que la peau se ramollit et se laisse petit à petit déprimer sous la pression des doigts, l'observation n° XVI, dont le malade ne présentait ni œdème pulmonaire ni œdème des membres inférieurs apparent, nous en fournit un exemple.

C. On peut donc dire que la digitale agit surtout lorsqu'il y a des œdèmes ou des congestions viscérales ou autres, le malade peut alors rendre dans la journée de 6 à 8 litres d'urines.

Dans quelques cas on voit les congestions viscérales diminuer avant l'œdème des membres inférieurs, et on constate de la diurèse sans diminution apparente de l'œdème ; puis ce dernier disparait ensuite. Le malade perd en même temps de son poids. La diurèse arrive d'autant plus rapidement que la dose est plus forte et que l'asystolie est plus récente ; il se fait une sorte de *débâcle urinaire* (Huchard).

On ne saurait donc admettre que la digitale est directement diurétique. car s'il en était ainsi, elle agirait chez les individus sains et chez les cardiaques à la période eusystolique ; or nous savons qu'il n'en est rien, et que le contraire peut même survenir. De plus M. Gubler fait remarquer que la digitaline agit à si faibles doses, qu'il n'est guère permis de supposer qu'elle excite la glande comme le ferait un excès d'un sel neutre diurétique.

Tâchons maintenant d'examiner par quels moyens la digitale amène la diurèse.

1° La digitale agit *d'abord en augmentant la tension artérielle*, surtout par constriction des parois vasculaires

2° Par suite de l'augmentation du tonus vasculaire la *circulation rénale se trouve régularisée.* Le rein est en effet très souvent congestionné, le sang circule mal et ne se renouvelle pas. La régularisation du cours du sang peut à elle seule produire la diurèse sans que le malade prenne de la digitale ; je citerai l'observation XLV ; le malade urina six litres d'urines sous l'influence seule du repos ; la saignée augmente aussi d'une manière sûre la diurèse. Le repos et la saignée, devront avec les purgatifs et le régime lacté, être les adjuvants de la digitale au point de vue diurétique.

3° La digitale agit aussi en facilitant la résorption des liquides épanchés. En effet, par suite de la constriction des petits vaisseaux et de la circulation plus active, le sang stagne moins facilement au niveau des capillaires et des veines; de plus les petits vaisseaux se contractent mieux et laissent moins facilement s'échapper le sérum du sang.

D'un autre côté la circulation lymphatique doit être aussi activée, car les vaisseaux lymphatiques possèdent des fibres lisses et la digitale doit agir sur eux : ce n'est qu'une simple hypothèse; peu d'expériences ont été tentées de ce côté et je ne connais que l'expérience négative de Vulpian sur les cœurs lymphatiques de la grenouille.

Enfin la peau renferme aussi des fibres lisses qui, excitées, donnent aux téguments plus de tonicité et favorisent la pénétration des liquides exsudés, soit dans le système lymphatique, soit dans le système sanguin. On voit donc que la disparition de l'œdème tient à ces trois causes réunies : *augmentation de la tonicité artério-capillaire, à laquelle il faut joindre la tonification cardiaque; augmentation de la tonicité lymphatique et de la tonicité des tissus périvasculaires.*

En même temps que l'œdème diminue, on voit aussi disparaître les épanchements séreux, comme l'hydrothorax et l'ascite. Il est nécessaire de distinguer deux sortes d'ascite : l'une comme celle de l'observation II est permanente ; elle ne coïncide pas avec l'œdème des jambes, et elle est due à une véritable cirrhose hépatique. Il est certain que dans ce cas la digitale n'augmentera pas la diurèse aux dépens de son ascite, elle pourra cependant retarder un peu l'augmentation du liquide et provoquer de la diurèse lorsqu'il y aura une poussée d'asystolie déterminant une congestion plus grande du foie et de l'œdème des membres inférieurs; c'est ce qui arrive pour la malade faisant l'objet de cette observation; la digitale a très bien réussi au début alors qu'il y avait de l'œdème, plus tard elle est restée sans action.

Il existe une autre espèce d'ascite, qui dépend de l'asystolie elle-même et qui disparaît par la digitale; elle coïncide avec l'œdème des membres inférieurs et lui est le plus souvent postérieure ; elle est due comme ce dernier, à l'exsudation séreuse produite par la pression exosmotique résultant de la stase veineuse. La digitale agit ici très bien.

Il existe une troisième variété d'ascite provoquée probablement par de la périhépatite, due à l'irritation péritonéale provenant des congestions répétées du foie ; cette ascite disparait avec la congestion du foie et peut rester longtemps sans reparaitre. J'ai encore présente à la mémoire l'observation d'un rétrécissement mitral avec cirrhose hépatique et ascite considérable. Six ans avant sa mort elle avait eu une ascite qui avait nécessité trois ponctions ; puis elle était restée trois ans sans que l'ascite reparaisse.

Il existe aussi un hydrothorax, surtout limité à droite et qui parait dû à de la pleurésie chronique par propagation péritonéale : cet hydrothorax disparait difficilement sous l'influence de la digitale et s'accompagne souvent de congestion pulmonaire tenace. L'observation IV en donne un exemple très net.

4° Il faut enfin se demander si la sécrétion rénale ne subit pas *certains réflexes qui altèrent son bon fonctionnement.* L'irritation hépatique doit certainement agir dans ce sens.

Dans l'observation I, nous voyons une suppression de la diurèse très forte, coïncider avec la congestion hépatique et cela sans qu'il y ait ni œdème pulmonaire ni œdème des membres inférieurs, ni congestions d'autres organes, appréciables à nos moyens d'investigation.

La digitale, en supprimant la congestion cause du réflexe, ramène la sécrétion urinaire normale.

Nous pouvons maintenant nous rendre compte de la diurèse produite par la digitale et en nous résumant nous dirons :

1. *L'action de la digitale n'est pas directe mais bien indirecte.*

2. *C'est en augmentant la tension artérielle, en régularisant la circulation rénale, en modifiant la circulation lymphatique que la digitale agit.*

Il faut bien entendu, que les reins soient en état de permettre la sécrétion urinaire : s'ils sont atteints de néphrite parenchymateuse ou amyloïde, la digitale n'agira pas.

Examinons maintenant L'ACTION DE LA DIGITALE SUR L'URÉE.

Les avis sont partagés : les uns avec Siegmund (de Vienne), Lozes (1875), Mégevand (1872), Rabuteau, pensent que la digitale abaisse le chiffre de l'urée. Les autres (Forteil, Brunton, Dupré, Huchard), pensent que la digitale augmente le chiffre de l'urée.

Si nous nous basons sur ses effets physiologiques, nous voyons qu'elle augmente la pression vasculaire : elle doit donc diminuer la nutrition en entravant les phénomènes d'absorption et d'élimination; de plus, comme chez l'animal sain elle n'agit qu'à doses plus ou moins toxiques, il en résulte que la nutrition deviendra moins active : de là une double cause de diminution de l'urée. Cette diminution s'accompagne aussi d'abaissement de la température. Mais ici encore, la digitale agit différemment suivant l'état du sujet en expérience. Présentons d'abord les observations.

Dans l'observation nº I, insuffisance mitrale, la digitale est donnée le 5 janvier à la dose de 0,80 pendant un seul jour.

Les 6 jours précédents la malade avait rendu 69 gr. d'urée, les 6 jours qui suivent elle en rend 127. L'urine qui avait été pendant les 6 premiers jours de 7450, marque pendant les 6 jours suivants 13,950. L'augmentation d'urée a donc suivi l'augmentation des urines.

Dans l'observation nº II, la digitale est donnée du 9 au 16 janvier à la dose décroissante de 0,80, 0,60, 0,40 centigr. Pendant les 5 jours qui précèdent, la malade urine 2050 et on note 51 gr. d'urée. Pendant les 5 premiers jours de l'administration de la digitale, la malade urine 2600, et l'urée présente aussi une légère augmentation à 59 gr.

Dans l'observation nº III, la digitaline est donnée du 2 au 5 à la dose de XX gouttes. Pendant les 4 jours qui précèdent, urines = 6200; urée = 20,2. Pendant les 3 jours de l'administration et le jour suivant, urines = 9500, et l'urée = 32,3. Il y a encore augmentation de l'urée. Du 11 au 17 elle prend d'abord 0,30, puis 0,40 et 0,50 de macération de digitale. Les 5 jours qui précèdent, l'urine = 11400. et l'urée = 31,9. Pendant les 5 premiers jours de l'administration, les urines = 13,300 et l'urée = 55,70. On voit aussi qu'il y a une forte augmentation de l'urée.

Dans l'observation nº XL, la malade qui avait un rétrécissement mitral à la période eusystolique, prend 0.50 de macération du 13 au 18. Pendant les 5 jours qui précèdent les urines = 9600, l'urée = 133,1.

Pendant l'administration, les urines = 8000, l'urée = 114. L'urée a subi une diminution qui coïncide avec une diminution des urines.

Mon collègue et ami Gillet a bien voulu faire pour moi quelques dosages, et est arrivé aux mêmes conclusions que moi.

On peut tirer de ces observations les conclusions suivantes :

1. Chez un individu sain ou un cardiaque sans œdème, la digitale ne produit, à dose thérapeutiqu, aucun résultate mais si on force cette dose, ou si on la prolonge on observera une légère diminution

de l'urée, répondant surtout à un commencement d'intoxication, avec ralentissement de la nutrition et abaissement de température.

2° *S'il s'agit d'un cardiaque avec œdème, il y aura augmentation de l'urée; celle augmentation sera le plus souvent en rapport avec l'effet diurétique*; elle reconnait pour cause, d'abord l'activité plus grande de la nutrition résultant d'une circulation interstitielle plus active et mieux oxygénée. Il faut ensuite tenir compte des modifications dans la circulation hépatique; le foie en effet fabriquera beaucoup plus d'urée. Enfin la sécrétion rénale se faisant mieux, permettra à l'urée déjà formée, de s'éliminer complètement.

On voit donc qu'un cardiaque n'est pas placé dans les mêmes conditions qu'un homme sain. Chez ce dernier, la digitale à petites doses n'agira pas; à fortes doses elle intoxiquera, et c'est alors qu'elle produira un ralentissement de la nutrition et une diminution de l'urée.

La digitale à dose thérapeutique, agira pour régulariser la circulation, et la nutrition augmentera. Si on considère en outre que le foie, décongestionné reprendra son rôle uropoiétique, et qu'une certaine quantité d'urée à pu s'accumuler dans le sang, et peut-être dans les liquides exsudés, on pourra comprendre comment Torteil a pu voir l'urée monter chez un malade à 60 gr. dans les 24 heures. Si on associe le régime lacté à la digitale, l'urée augmentera encore car Chibret a observé (Académie des sciences, séance du 31 mai 1887) que sous l'influence du régime lacté l'excrétion de l'urée subit une remarquable augmentation. La saignée augmente l'urée par le même mécanisme circulation cardio-hépatique plus facile.

Action sur le poids. — Le poids diminue à mesure que la diurèse se produit (Lorrain; thèse de Lozes). Cette diminution coïncide avec la disparition de l'œdème, ou bien avec la décongestion de certains organes, comme par exemple dans l'observation I. La diminution de poids n'est pas cependant toujours en rapport avec l'augmentation de la diurèse; car une diurèse plus abondante peut être produite par une absorption, une élimination plus grande de boissons. Pour que la diminution de poids soit constatée, il faut que le corps perde plus de liquide qu'il n'en absorbe. Nous avons pesé journellement plusieurs de nos malades, et on peut voir dans certaines observations la diurèse augmenter sans que la diminution du poids soit constatée. D'une manière générale cependant la diminution de poids coïncide avec l'augmentation de la diurèse et, remarque importante, dans l'observation nº I particulièrement c'est l'augmentation de poids qui, avant tout autre phénomène, indique que l'attaque d'asystolie va commencer.

Il est probable que chez l'individu sain, la digitale fait diminuer le poids par ralentissement de la nutrition.

CHAPITRE V

DANS QUELLES MALADIES CARDIAQUES FAUT-IL DONNER LA DIGITALE. — INDICATIONS ET CONTRE-INDICATIONS

Toute maladie du cœur présente plusieurs périodes que nous diviserons avec M. Huchard, en quatre :

I. Dans une première période, appelée *eusystolie* par M. Fernet, la lésion est très bien supportée ; le malade vit comme tout le monde, et il peut même, sans être incommodé, se livrer à des travaux qui devraient lui être interdits. Il y a lésion valvulaire, pouvant produire des troubles mécaniques, mais il n'y a pas de maladie de cœur ; si la lésion n'est pas considérable, la compensation se fera, le cœur fonctionnera peut-être moins bien qu'un cœur normal, mais il ne sera pas malade. Plus tard arrive un moment où, soit par fatigue, soit par artério-sclérose des coronaires et sclérose dystrophique secondaire (MM. H. Huchard et Weber, *Société médicale des hôp.* 1888 ; thèse Weber, 1888), le cœur ne suffit plus à sa tâche : alors commence ce que l'on a appelé l'asystolie.

II. Avant d'arriver à cette période, le cœur passe par une période intermédiaire, appelée *hypersystolique*. Elle se produit rarement chez les valvulaires, mais elle est en quelque sorte habituelle chez les artério-scléreux. On sait que dès son début l'artério-sclérose peut déterminer un état spasmodique plus ou moins considérable de tout le système artériel. Cet état spasmodique, joint à l'endartérite dite oblitérante des petites artères et à la perte d'élasticité des grosses artères, contribue d'une façon puissante à déterminer l'élévation de la pression artérielle. Ces spasmes vasculaires rendent compte des troubles vaso-moteurs, tels que, algidités locales, syncopes, asphyxie locale des extrémités, accès dyspnéiques et angineux, que l'on observe dans cette affection. Johnson, en Angleterre, admettait pour les expliquer une sorte de viciation du sang qui augmenterait la contractilité des artérioles ; M. le Prof. Dieulafoy, et M. Fabre de Marseille, les rattachent à la néphrite interstitielle, qui existe souvent chez les artério-scléreux. M. Huchard (1) admet que ces spasmes sont provoqués par le seul travail morbide de l'artère, qui devient un excitant de cette contractilité artérielle ; il se base sur les expériences de François Franck, qui, en produisant expérimentalement sur le cheval, une insuffisance aortique, détermine par l'irritation de la paroi du vaisseau au moyen du valvulotome, une contraction généralisée de tout le système artériel ; ces spasmes vasculaires produisent donc un excès de tension contre lequel le cœur est obligé de lutter. Il supporte d'abord cet excès de travail et il s'hypertrophie pour vaincre l'obstacle périphérique dû au spasme artériel ; cette hypertrophie passe souvent inaperçue, et s'accompagne de l'exagération du deuxième bruit aortique. Plus tard la sclérose cardiaque débute, le cœur se fatigue plus ou moins vite et tombe dans la période suivante.

III. La *période d'hyposystolie* (ainsi appelée par M. H. Huchard) a été improprement appelée asystolie par Beau ; en effet le cœur se contracte mal, mais il se contracte encore.

Chez les valvulaires elle peut apparaitre : 1° par simple fatigue du cœur, par *courbature cardiaque*. Cette dernière peut se produire chez un sujet dont le cœur est sain (Maurice Raynaud), mais elle se produit bien plus facilement lorsqu'il existe une lésion d'orifice ; le repos et le régime lacté en ont facilement raison.

2° Cette courbature cardiaque va survenir bien plus rapidement lorsque l'artério-sclérose débutera : le malade pourra avoir ainsi 5 à 6 atteintes d'hyposystolie, devenant de plus en plus graves et se terminant par la paralysie du myocarde.

Chez les artério-scléreux elle se produit de trois façons. :

1° Ou bien elle peut être progressive : le cœur s'altère petit à petit ; l'hyposystolie survient, lorsque les lésions sont très avancées, et la cachexie cardiaque la suit de près.

2° Elle peut se produire à une période moins avancée, par simple fatigue du cœur.

(1) *L'artério-sclérose subaiguë et ses rapports avec les spasmes vasculaires* (*Revue gén. de clin. et de thérap.*, nov. 1887).

3° Elle peut survenir à la suite des spasmes artériels dus à l'artério-sclérose ; en un mot elle succède à l'hypersystolie, et les troubles seront d'autant plus graves que le cœur lui-même sera plus altéré.

IV. La *quatrième période* est constituée par la *cachexie cardiaque* ou asystolie véritable.

Nous pouvons maintenant répondre à cette question :

Dans quelles maladies du cœur doit on donner la digitale? On peut donner la digitale dans toutes les maladies organiques du cœur, mais en tenant compte de la période, car ce n'est pas la lésion valvulaire qu'il faut traiter, mais le myocarde altéré. La digitale est inutile dans l'eusystolie, elle est inutile et le plus souvent nuisible dans la cachexie cardiaque. Elle peut être utile dans l'hypersystolie, mais il faut la donner avec beaucoup de circonspection.

Le règne de la *digitale sera l'hyposystolie* et elle aura d'autant plus de chances de réussir que le cœur sera plus sain et que l'on arrivera plus près du début ; c'est pour cela que la digitale réussit mieux chez les valvulaires que chez les artério-scléreux ; car les valvulaires guéris par la digitale sont ou bien des hyposystoliques par simple fatigue du cœur, ou bien des valvulaires avec artério-sclérose au début. Lorsqu'au contraire un artério-scléreux devient hyposystolique, c'est que les lésions de son myocarde sont très avancées, et la digitale réussit d'autant moins que la sclérose est plus diffuse. Dans les observations consignées plus haut, la digitale a réussi dans les cardiopathies mitrales 28 fois sur 38, tandis que dans les cardiopathies artérielles elle n'a réussi que 15 sur 30.

Pour M. Huchard, et j'ai vu cette opinion bien souvent justifiée par les faits, la plupart des hyposystolies sont d'origine artérielle, et un cœur hypertrophié à la suite d'une insuffisance mitrale ne devient malade que parce que l'athérome des coronaires et des petites artères est survenu.

Pour nous résumer, *chez les valvulaires comme chez les artério-scléreux, la digitale n'est bonne que dans l'hyposystolie, et elle réussit d'autant mieux que le myocarde et les vaisseaux sont moins atteints de sclérose dystrophique.*

CHAPITRE VI

QUELS SONT LES ACCIDENTS QUE L'ON DOIT REDOUTER LORSQU'ON ADMINISTRE LA DIGITALE ?

La digitale ainsi que la digitaline sont des poisons que Tardieu range parmi les hyposthénisants. Voici quels sont, d'après cet auteur, les effets qu'ils produisent : lorsqu'un malade avale par mégarde une forte dose de digitale, par exemple 30 à 40 gr. de teinture, les accidents se produisent au bout de 2 ou 3 heures, quelquefois plus tôt. Après un malaise d'une durée plus ou moins longue, surviennent subitement des vomissements très violents et répétés, accompagnés de nausées et de vomituritions. Les matières vomies sont glaireuses, liquides, de couleur verdâtre ; en même temps le malade ressent une chaleur de tête insupportable; il a des vertiges, des troubles de la vue, des bourdonnements d'oreille, le tout accompagné d'une sensation d'abattement général. Le pouls est d'abord fort et précipité ; se ralentit ensuite et tombe jusqu'à 40 et même au-dessous.

La région stomacale est douloureuse.

Le facies est pâle, mais coloré par moments par des bouffées de chaleur. Les vomissements se renouvellent plus de 50 fois dans les premières heures. L'affaissement devient plus profond : les troubles de la vision persistent; la pupille se dilate et l'iris devient immobile; les yeux sont injectés et saillants.

Dès que les vomissements ont cessé, l'épigastre reste douloureux et les nausées persistent, La respiration est suspirieuse, profonde, inégale. L'impulsion du cœur est énergique, les bruits éclatants et sans altérations : le pouls est ralenti, irrégulier, intermittent.

Tantôt il y a diarrhée de même nature que les vomissements, tantôt les évacuations alvines sont supprimées ainsi que les urines. L'abattement est quelquefois tel, que l'on obtient difficilement une réponse alors que l'intelligence conserve encore toute sa netteté.

Souvent cependant survient un délire plus ou moins violent. Les yeux sont toujours fixes et les pupilles dilatées. Du hoquet, des évacuations involontaires surviennent et la mort arrive parfois du deuxième au troisième jour; ordinairement après 5, 8, 10 jours. Même dans sa forme grave l'empoisonnement par la digitale ne se termine pas toujours par la mort : plus des deux tiers ont une terminaison favorable. La digitale est en effet bien moins toxique que bien d'autres médicaments. Si on la compare au strophantus, elle est bien moins toxique, la différence entre la toxicité de la digitaline et de la strophantine est encore plus considérable. Examinons maintenant les accidents qui se produisent pendant l'administration de la digitale.

Les principaux s'observent du côté du tube digestif.

L'estomac est ordinairement le premier touché. Il faut distinguer deux sortes d'*intolérance stomacale* la directe et la réflexe. La digitale peut produire des nausées et des vomissements, à cause de son goût désagréable, de plus on a prétendu (Homolle et Quevenne, Gubler), que la digitale produisait par action directe une irritation de l'estomac ; ce fait a été nié par Rabuteau. Quand cette intolérance existe, elle disparait rapidement, si on filtre la digitale, si on l'administre au moment des repas et si le malade est au régime lacté. On peut encore administrer la digitale sous forme de sirop.

L'intolérance stomacale réflexe est plus grave, car elle tient à un commencement d'intoxication, dû probablement à l'acide digitoléique. Elle se rencontre aussi chez certaines personnes prédisposées, qui ne peuvent pas, par une idiosyncrasie personnelle, supporter ce médicament. Les vomissements s'accompagnent souvent d'épigastralgie plus ou moins douloureuse. On observe encore assez souvent de la *diarrhée* accompagnée ou non de coliques.

Du côté des organes des sens, on peut observer de l'*inégalité des pupilles*, des *éclairs dans les yeux*, quelques éblouissements; des *bourdonnements d'oreille*.

Du côté du système nerveux, la *céphalalgie* est souvent notée ainsi que quelques vertiges. Voilà à peu près, tous les phénomènes que j'ai pu constater; jamais je n'ai observé ni lenteur très grande des pulsations pouvant devenir inquiétante, ni céphalalgie intense et continue accompagnée ou non de délire, ni des vomissements incoercibles et longtemps prolongés, sauf dans un seul cas où les vomissements ont duré toute la nuit et toute la matinée avec une certaine violence (obs. XXIV). Tous les accidents cessaient lorsque la digitale était supprimée. J'ai aussi observé un cas d'embolie cérébrale (obs. XXVI) et un cas d'apoplexie pulmonaire (obs. XIX), mais qui ne sont que de simples coïncidences.

On a cependant déjà parlé depuis longtemps de faits *d'accumulation de la digitale*; c'est-à-dire que ce médicament après avoir été donné plusieurs jours sans effet, pourrait agir subitement comme si toutes les doses prises auparavant, s'étaient réunies pour produire un effet commun.

Je dois avouer qu'après avoir cherché un peu partout et lu beaucoup d'observations, je n'ai pas pu trouver un seul cas où des accidents se soient produits de cette façon ; et dans les observations que j'ai prises, tous les phénomènes d'intolérance se sont produits pendant l'administration et ont cessé le jour même ou le lendemain de la suppression du médicament. On a certainement exagéré le danger qui résulterait de cette prétendue accumulation. Je ne crois pas que si on donne pendant 10 jours 0,25 de digitale qui n'agissent pas, il puisse se produire au onzième jour des accidents résultant de l'administration de 2 gr. 75 de macération. Si la digitale, donnée à petites doses, comme le fait M. Duguet, agit plus lentement et demande plusieurs jours pour produire son effet, ce n'est pas *par accumulation de doses* qu'elle agit, *c'est par accumulation d'action*. En effet 0,10 produisent d'abord une certaine amélioration : puis sur le cœur déjà amélioré agissent encore 0,10 et ainsi de suite. Si au contraire on donne d'abord une dose de 0,50, l'effet thérapeutique sera produit bien plus vite. L'observation n° 1 nous fournit un exemple très net de cette différence d'action suivant les doses administrées : en effet une dose de 0,80 absorbée dans la journée agit de suite, et est suffisante pour faire céder une attaque d'asystolie, tandis que pour produire le même effet il faut donner pendant quatre jours une dose de 0,10. Une dose de 0,10 donnée pendant trois jours est restée sans effet,

Un grand nombre de médicaments agissent d'ailleurs de cette façon. Ainsi l'iodure de sodium ou de potassium, qui est si vite éliminé, n'agit pas par accumulation de doses, mais par accumulation d'action, et si au bout de 2 mois on trouve une grande amélioration chez un paraplégique syphilitique traité par une dose journalière de 8 gr. d'iodure de potassium, on ne peut pas dire que l'iodure n'agissait pas au début parce qu'il n'était pas en assez grande quantité dans le sang.

Si après l'administration de la digitale le mieux persiste ou même s'accentue, ce n'est pas parce que la digitale n'est pas éliminée, c'est parce que les désordres circulatoires qui amenaient l'asystolie n'existent plus.

Dans les observations que je rapporte, la digitale a été parfois donnée pendant 15 jours à la dose de 0,50, et je n'ai jamais observé d'accidents.

On peut me faire plusieurs objections : 1° *La digitale employée était de mauvaise provenance.* Cette objection tombe d'elle même par ce seul fait que tous les malades ont été traités avec la même digitale.

2° *Le malade n'absorbait pas le médicament ;* le fait est possible dans quelques cas, mais il est peu probable que ce soit dans tous les cas.

Quand la digitale n'est pas absorbée il peut y avoir *accumulation intestinale de doses*, surtout si on la donne sous forme de poudre, de granules ou de pilules ; il est possible alors, si le malade reste 7 à 8 jours sans aller à la garde-robe, que l'absorption se fasse à un moment donné tout d'un coup, et puisse déterminer des accidents. Ce fait ne se produira pas si on donne la digitale sous forme de macération filtrée.

3° *Le malade absorbait la digitale, mais elle n'agissait pas parce que son système nerveux était en ce moment réfractaire au médicament.* Dans ce cas il peut y avoir *accumulation sanguine de doses*, et alors, aussitôt que l'organisme est en état de réceptivité, il peut se produire ce que je pourrais appeler une *débâcle digitalique*, amenant des phénomènes d'intoxication.

Cette objection a peut-être plus de valeur. Je ferai cependant remarquer que *chimiquement* cette accumulation n'est nullement prouvée, il est même probable que la digitale aussitôt qu'elle à été absorbée, est éliminée, si elle n'agit pas.

Comment et par où elle est éliminée ? on l'ignore parce qu'on n'a pas de réactif assez puissant pour reconnaître la digitale dans un liquide de sécrétion. Peut-être même la digitaline qui est un glucoside est-elle dédoublée dans l'économie. M. Lafon, au moyen d'une réaction très sensible de la digitaline (*coloration bleu verdâtre par l'action d'abord de l'acide sulfurique et de l'alcool mélangés à portions égales, puis d'une goutte de perchlorure le fer étendu* (Académie des sciences, 1885), n'a jamais pu retrouver la digitaline dans les urines soit chez les malades, soit dans des cas d'intoxications plus ou moins lentes chez les chiens. Quant à la présence de la digitaline dans le sang ou les organes, il n'a pu la trouver que lorsque l'injection était *intra-veineuse* et *seulement 10 minutes après l'injection*; il est probable que la digitaline est transformée dans le sang peu de temps après avoir été absorbée. M. Lafon a de plus observé que la digitaline résistait à l'action de la diastase, de la pepsine, du suc pancréatique, de la bile, des alcalis, de la putréfaction; des acides sulfurique et chlorhydrique. L'acide nitrique seul, n'a pas permis de retrouver la réaction caractéristique de la digitaline; ce qui prouve que l'agent modificateur de cette substance appartient à la classe des oxydants (Ph. Lafon, *Annales d'hygiène*, 1886). Les expériences, rapportées plus loin, de mon collègue et ami Henri Roger, démontrent que ce n'est pas dans le foie que la digitaline est transformée.

Cliniquement cette accumulation sanguine n'est pas mieux démontrée. On signale bien un peu partout les accidents qui peuvent en résulter mais comme je l'ai déjà dit, je n'ai pu trouver aucune observation.

Je conclurai donc *que la digitale administrée sous forme de macération, donnée à la dose maximum de 0,50 pendant cinq jours, peut produire certains phénomènes d'intolérance, mais est incapable de produire des accidents si son administration est surveillée de près et si on la supprime dès les premiers symptômes d'intolérance.*

Il ne faut pas en effet donner la digitale à tort et à travers : elle peut être nuisible :

1° Chez certains sujets prédisposés, qui ne supportent pas la moindre dose de digitale et qui peuvent avoir non seulement des phénomènes d'intolérance, mais encore de véritables phénomènes d'intoxication à doses relativement très faibles; ce fait s'observe d'ailleurs pour un grand nombre de médicaments (cautérisation par le nitrate acide de mercure; faibles doses d'iodure), si chez ces malades on manque de surveillance, on peut provoquer une *asystolie artificielle* (Dieulafoy.)

2° La digitale est très mal supportée, et peut être nuisible lorsqu'on la prolonge après que la diurèse a été obtenue. En effet, la digitale est alors mieux absorbée; de plus, elle finit par devenir toxique par accumulation d'action.

3° La digitale peut être nuisible dans la période hypersystolique, surtout chez les artério-scléreux (Huchard); elle peut alors favoriser la production d'embolies soit cérébrales soit pulmonaires. Mais c'es dans la cachexie cardiaque qu'elle peut rendre les plus mauvais services, car sans compter qu'elle fait perdre un temps précieux, elle peut par son action déterminer une paralysie cardiaque ; plus rapide le muscle n'est plus assez fort pour supporter l'excitation due à l'action du médicament. Ce qui domine la situation, comme le dit si bien M. Jaccoud, c'est la défaillance quasi-parétique du cœur : la thérapeutique doit recourir avant tout aux stimulants : alcool et acétate d'ammoniaque dans une potion éthérée. La caféine donne aussi les meilleurs résultats (1).

5° On a accusé la digitale, d'être nuisible chez les albuminuriques. Ce danger a été exagéré (Huchard) ; je ne crois pas quelle puisse produire des accidents par défaut d'élimination : elle a été administrée dans plusieurs observations à doses assez fortes, et si elle n'a pas produit beaucoup d'effet, elle n'a pas déterminé d'accidents.

(1) HUCHARD. Caféine dans les affections du cœur (*Bull. de thérapeut.*, 1888.

CHAPITRE VII

COMMENT LA DIGITALE AGIT-ELLE ?

Maintenant que nous savons quels effets on obtient avec la digitale, nous allons tâcher d'expliquer les résultats obtenus. Et d'abord, q e nous enseigne la physiologie ? Si on introduit. avec Vulpian, sous la peau de la région dorsale d'une grenouille une petite quantité de digitaline, on n'observe d'abord rien, si ce n'est quelquefois une légère excitation au début, attribuée à la douleur; si on met le cœur à nu, 5 ou 6 minutes après l'introduction, on voit que les contractions auriculaires et ventriculaires sont très régulières pendant les premières minutes, puis on voit tout à coup que l'oreillette semble prise d'une certaine hésitation; elle se contracte un peu plus tardivement, et elle se gonfle plus que dans la révolution cardiaque précédente. Toutefois elle se vide complètement dans le ventricule. Les mouvements du cœur deviennent plus lents, sans irrégularités : le ventricule offre bientôt des contractions anormales, les parois au lieu de revenir sur elles-mêmes régulièrement, paraissent avoir perdu toute coordination dans leurs mouvements ; une partie se contracte pendant que les autres parties restent immobiles pour se contracter ensuite ; il en résulte que le sang n'est pas toujours entièrement chassé de la cavité ventriculaire et qu'il est porté tour à tour dans les différents points de cette cavité, à la base, à la pointe, à droite et à gauche avant de passer dans le bulbe, ce qui produit les différentes saillies rouges et les dépressions pâles qu'on voit se succéder sur la face antérieure du cœur pendant les contractions ventriculaires. Plus tard, le ventricule ne se resserre plus après chaque contraction auriculaire; l'oreillette se contracte une, deux, trois fois et même davantage sans que le ventricule, qui se dilate toujours, entre en systole. Lorsqu'il en est ainsi, l'effort impulsif de l'oreillette fait, au travers du ventricule inerte et rempli, pénétrer une très petite quantité de sang dans le bulbe aortique ; puis vient un de ces mouvements irréguliers, décrits plus haut, et qui vide à peu près complètement le ventricule. Au bout de quelques minutes, le ventricule reste contracté, et n'admet plus l'ondée sanguine poussée par l'oreillette ; il reste immobile en état de resserrement ; il est blanc jaunâtre et absolument vide de sang. Cet effet est dû autant à l'affaiblissement des contractions auriculaires, qu'à la résistance du ventricule. L'oreillette continue seule à battre, mais elle se remplit de plus en plus ; ses deux loges deviennent énormes : enfin elle cesse de se contracter et le cœur s'arrête complètement (Vulpian, *Société de biologie*, 1855). Chez les animaux à sang froid le cœur s'arrête le plus souvent en systole, tandis que chez les animaux à sang chaud, c'est plutôt la diastole que l'on observe.

Comment expliquer cette action de la digitale sur le cœur ? On émis plusieurs théories qui peuvent être ramenées à trois :

1° *Théorie musculaire.*

2° *Théorie nerveuse. Modifications dans l'innervation du pneumo-gastrique.*

3° *Théorie vaso-motrice.*

1° *Théorie musculaire.* — Stannius avait déjà vu dans la digitale un paralysant des fibres musculaires du cœur : la substance agissait directement par l'intermédiaire du sang sur la fibre musculaire, sans que les nerfs sympathiques ou vagues jouent dans ce cas le moindre rôle.

Considérons d'abord l'*action de la digitale sur les muscles striés.* Dans les expériences de Bouley et Raynal, Stannius, Bouchardat, Sandras, Vulpian, etc. Sur les animaux, et dans les cas d'intoxication chez l'homme, on observe de la lassitude, de l'abattement, de la prostration, et parfois des tremblements spasmodiques ou des mouvements convulsifs. Cette faiblesse peut tenir à une action sur la fibre musculaire elle-même ; mais elle peut aussi tenir à la résolution de l'influx nerveux qui, ne sollicitant plus la fibre musculaire, la laisse dans l'inaction. Gourvat a recherché la part qui revient à chaque élément musculaire et nerveux dans cette abolition des facultés locomotrices. Expériences sur deux grenouilles : il tue la première par deux milligr. de digitaline, et la seconde par la ligature du cœur à la base du ventricule. Chez la première tous les muscles sont insensibles au courant de la pince de Pulvermacher dix heures après l'injection ; la sensibilité avait disparu d'abord sur les muscles abdominaux sous lesquels la piqûre avait été faite ; tandis que chez la seconde la contractilité demeure intacte 48 heures après.

Dans une deuxième série d'expériences, il obtient le même résultat en tuant une grenouille par deux milligr. de curare et de digitaline, et la seconde par deux milligr. de curare.

Quand, au lieu de donner une forte dose en une seule fois, on la donne en plusieurs fois, à quelques minutes d'intervalle, la contractilité musculaire disparait encore plus vite, parce que le cœur ne s'arrêtant pas subitement, la digitaline est mieux distribuée dans toutes les parties de l'économie.

A faibles doses la digitaline n'a pas d'action.

Les deux séries d'expériences que Vulpian a faites sur des grenouilles émaciées et des grenouilles fortes, montre que chez les premières le cœur a été touché avant les muscles, tandis que chez les secondes les muscles du corps ont été atteintes avant le cœur.

Cependant dans les expériences de Cadiat sur les squales, les muscles striés paraissent ne pas être touchés alors que le cœur est tétanisé.

Action sur les fibres lisses. — Cette action ne peut-être contestée ; Dickinson, Delpech, Trousseau, Gubler ont vu des contractions utérines ; Bouley et Raynal ont observé une miction plus fréquente. Les vomissements, les coliques, la diarrhée qui surviennent parfois sont encore une preuve de cette action. Gourvat a constaté chez les lapins de fortes contractions abdominales se dessinant par des mouvements ondulatoires visibles à l'œil nu ; après la mort l'intestin est contracté.

En empoisonnant des cochons d'Inde par deux centigr. de digitaline, il observe que les forces sont brisées au bout de 5 minutes ; si on ouvre la cavité abdominale, les intestins deviennent le siège de mouvements vermiculaires prononcés ; en certains endroits l'intestin se contracte et revient sur lui de façon à effacer le calibre du canal : rien de semblable ne se passe sur l'animal sain. Cependant la contractilité intestinale disparait plus rapidement chez celui qui a reçu la digitaline.

Ce fait prouve que la digitaline paralyse aussi les fibres lisses, mais il y a auparavant une période prononcée de surexcitation.

D'ailleurs, Kink et Beddoés auraient aussi constaté pour les muscles striés une excitation primitive (Homolle et Quevenne).

Si nous lisons Claude Bernard dans ses leçons sur les poisons musculaires (*Leçons sur la pathologie expérimentale*, 1872) nous voyons qu'il y range la digitaline, à côté de l'upas antiar, du corowal et du vao; il dit que ces substances négligent pour ainsi dire le système nerveux, pour diriger toute leur énergie sur le système musculaire: c'est la fibre musculaire qu'elles atteignent spécialement et invariablement; il en est de même de la vératrine.

Il divise les poisons musculaires en deux classes; les uns portent leur action sur la fibre contractile du cœur avant de détruire les autres parties du système musculaire; tels que l'upas antiar, la digitaline; les autres, tels que le venin des crapauds, le principe vénéneux des flèches empoisonnées, paralysent les muscles volontaires avant le cœur. Ces poisons sont loin de ressembler au curare et à la strychnine, qui tuent en attaquant le système nerveux. Ils altèrent profondément, les propriétés physiques du muscle dont ils ont modifié les propriétés physiologiques; on constate que la réaction du tissu musculaire, qui à l'état sain est alcaline, devient acide, et la rigidité musculaire survient très rapidement. Ces deux manifestations se produisent après la vie, mais plus lentement. De plus les muscles deviennent insensibles à l'action du galvanisme. Le tissu musculaire est ici seul en cause; car si on applique une ligature autour d'un membre avant d'empoisonner l'animal, on constate que tous les muscles du corps demeurent insensibles à l'action du galvanisme, tandis que ceux du membre ainsi protégé subissent encore l'action du stimulant lorsqu'il est appliqué au nerf qui les anime.

J'ai constaté chez le lapin l'absence de réaction électrique ainsi que la rapidité de la rigidité cadavérique, mais j'ai aussi remarqué que le muscle, insensible au courant électrique était très excitable par l'excitation mécanique qui produisait des contractions assez vives; le tissu musculaire n'a donc pas perdu sa contractilité. Plus l'arrêt du cœur a été rapide et plus son excitabilité mécanique est vive.

Prenons maintenant les expériences de Cadiat sur les squales (Académie des sciences, juin 1879), ces animaux conservent longtemps après la mort une excitabilité nerveuse excessive et des battements du cœur intenses.

Si chez ces animaux on sectionne les deux pneumogastriques, ou si on détruit la moelle allongée, les battements du cœur augmentent par action du grand sympathique. Si on excite le bout périphérique des deux nerfs, on obtient l'arrêt du cœur en diastole. L'excitation du bout central ne produit rien. Si maintenant, après avoir sectionné le pneumogastrique, et obtenu ainsi une accélération du cœur, on verse quelques gouttes de digitaline sur le péricarde, les diastoles diminuent peu à peu ; puis le cœur s'arrête brusquement en systole quoique l'animal n'ait pas cessé de vivre. Cadiat conclut que la digitaline agit directement sur le cœur en déterminant une tétanisation du ventricule et une diastole de l'oreillette.

Ces expériences ne sont peut être pas à l'abri de tout reproche. En effet, le contact direct, comme le dit M. Laborde (*Mémoire sur les poisons musculaires. Société de biologie*, 1879) ne signifient rien, car l'eau pure appliquée sur les muscles dénudés d'un animal vivant suffit pour abolir leur contractilité. Plus que tout autre le muscle cardiaque est accessible à cette influence directe du liquide le plus simple et le plus inoffensif en apparence.

Klug, dans les *Archives de physiologie* de Dubois-Raymond, 1880, admet aussi une action de la digitaline sur les muscles eux-mêmes. La digitaline diminue lentement et progressivement l'excitabilité des muscles striés et produit finalement leur paralysie complète, mais elle excite les muscles à fibres lisses de la paroi des vaisseaux et provoque la constriction tétanique de ces vaisseaux. Le premier effet de l'empoisonnement est une élévation de la pression artérielle due probablement à l'action directe du poison sur les cellules musculaires des parois vasculaires. Plus tard le pneumogastrique est excité et il y a ralentissement du cœur. Enfin en dernier lieu les contractions du ventricule et les battements cardiaques deviennent de plus en plus irréguliers puis disparaissent complètement ; cet e action semble due à l'influence de la digitale sur les éléments musculaires du cœur. Klug admet cependant que l'élévation de la pression est due aussi à l'excitation du centre vaso-moteur ; mais ce qui l'engage à croire qu'il y a action directe sur la paroi des vaisseaux, c'est qu'il croit que la pression s'élève encore même quand la moelle épinière a été sectionnée. On pourrait lui faire observer que le fait sur lequel il s'appuie n'est pas entièrement démontré, car Traube croit que la digitale ne relève pas la tension artérielle après la section de la moelle : et quand bien même le fait serait exact, ce ne serait pas une raison pour croire que la digitale agit sur les fibres musculaires elles-mêmes. Le grand sympathique possède en effet des ganglions qui sont des espèces de centres nerveux indépendants pendant un certain temps de ceux de la moelle. C'est ce qui explique pourquoi le cœur complètement détaché du corps peut cependant vivre quelque temps surtout chez les animaux à sang froid. Les expériences de Franck sur la pointe du cœur (qui est dépourvue de ganglions) ont même démontré que le tissu musculaire du cœur peut encore se contracter sous l'influence d'excitations, alors qu'il est soustrait à l'influence des ganglions cardiaques. Même dans ce cas, le tissu musculaire doit être soumis à une action nerveuse quelconque, car la contractilité du muscle est un phénomène essentiellement vital qui est toujours sous la dépendance du système nerveux ; lorsque ce dernier est mort, il ne reste plus au muscle que son élasticité. C'est pour cela que nous ne saurions admettre la théorie purement musculaire. Il faut, pour que la digitale produise des effets, qu'elle agisse soit sur le système nerveux central, encéphalo-médullaire, soit sur le grand sympathique ; nous allons maintenant examiner laquelle de ces deux théories parait la meilleure.

2. *Théorie nerveuse (modifications dans l'innervation du pneumogastrique).*

C'est la théorie de Traube. Cet auteur a d'abord soutenu que la digitale agit sur la moelle allongée, et l'origine des nerfs vagues ; à petites doses il y a excitation, d'où ralentissement; à forte dose il y a paralysie, d'où accélération.

Il institue trois séries d'expériences sur des chiens.

1° Il injecte de l'infusion de digitale jusqu'à ce qu'il y ait paralysie du système nerveux modérateur du cœur. Il y a d'abord diminution des pulsations, le cœur se ralentit, puis il y a à la fin augmentation considérable des pulsations.

2° Il injecte de la digitale; puis lorsque les contractions sont ralenties, il fait la section des deux vagues. Le cœur augmente aussitôt le nombre de ses pulsations.

3° Il sectionne les pneumogastriques, puis il fait l'injection: la digitale n'agit plus.

On a fait à cette théorie plusieurs objections.

A. D'abord à la suite de la section du pneumogastrique le cœur s'arrête en diastole, tandis que chez les animaux empoisonnés par la digitale le cœur s'arrête en systole. On peut répondre que le fait n'est pas constant et que Vulpian dans ses expériences a trouvé le cœur tantôt en systole, tantôt en diastole; d'ailleurs, comme nous l'avons déjà dit plus haut, on peut établir en principe que chez les animaux à sang froid, le cœur s'arrête en systole, tandis que chez les animaux à sang chaud, il s'arrête en diastole; et dans plusieurs expériences que j'ai faites chez le lapin, j'ai vu le cœur s'arrêter en diastole; il en est de même dans les expériences de M. Roger relatées plus haut.

B. On peut critiquer avec plus de raison sa troisième série d'expériences. Vulpian, dans ses leçons sur les vaso-moteurs, 1875, nie que la section des pneumogastriques empêche la digitale d'agir; il injecte de la digitaline dans la veine crurale d'un chien après avoir sectionné les 2 pneumogastriques dans la région cervicale, et il a pu arrêter le cœur. Polaillon et Carville ont obtenu le même résultat avec l'inée injectée chez les grenouilles sur lesquelles il avait enlevé la moelle et l'encéphale : l'arrêt du cœur a été seulement retardé. Le retard provient de l'affaiblissement extrême de la circulation et de l'absorption moins rapide.

C. La digitale ainsi que l'inée et l'upas antiar, arrêtent le cœur après que l'animal a été curarisé ; or, on sait que dans ce cas les pneumogastriques ne répondent plus à aucune excitation. Ce fait a été nié par Ackermann, mais ce dernier n'injectait pas des doses assez fortes de digitaline. Il faut injecter des doses plus fortes à cause du ralentissement de l'absorption causé par une circulation périphérique moins active, de la dilatation des vaisseaux munis d'une tunique musculaire. Il faut plutôt l'injecter dans les veines.

D. Enfin le reproche capital qu'on peut faire à cette théorie, c'est qu'en même temps que le cœur est ralenti, la tension artérielle est augmentée. Or, d'après les expériences de Schiff et Moleschott, l'excitation du pneumogastrique par les courants faibles, action analogue à la digitale, accroît la tension, mais accélère les battements du cœur, tandis qu'Arloing et Trépier ont démontré qu'une excitation très forte *ralentit les mouvements du cœur, mais diminue la tension*, ils ont de plus confirmé les expériences de Schiff et Moleschott.

Traube modifia alors sa théorie ; il admit l'influence simultanée de la digitale sur le pneumogastrique et sur le système musculo-moteur du cœur; au début l'excitation de ce système donne aux contractions plus d'énergie, le travail du cœur est augmenté et la tension plus considérable; plus tard la paralysie produit des effets inverses. En 1870 il modifie encore son opinion, et voyant qu'après la section de la moelle la digitale ralentit le cœur mais ne relève pas la tension vasculaire, il fit jouer dans l'action de la digitale un rôle au centre vaso-moteur.

Après avoir éliminé les théories musculaire et pneumogastrique, nous arrivons à la troisième théorie ou *théorie vaso-motrice*.

3. *Théorie vaso-motrice*. — Déjà en 1827, Hutchinson avait entrevu l'action de la digitale sur les rameaux vasculaires périphériques. Plus tard Duncalfe, en 1859, soutient la même opinion. M. Galan (1862), constate que la digitale détermine chez la grenouille une contraction des parois des vaisseaux capillaires et veineux.

M. Legroux (thèse: Paris 1867) observe que l'artère centrale du lapin, qui constitue une sorte de cœur artériel accessoire, se contracte d'une façon permanente après l'injection d'un centig. de digitaline dans un 1 gr. d'eau.

M. Gourvat (thèse: Paris 1870) fait la section du grand sympathique droit à la région cervicale; l'oreille droite se vascularise, tous ses vaisseaux ont augmenté de volume; l'oreille est très rouge et très chaude, l'ouverture pupillaire légèrement rétrécie.

Au bout de 48 h. il injecte 5 milligr. de digitaline dans le tissu cellulaire sous-cutané. Rien n'est changé à droite, mais à gauche l'artère auriculaire centrale est devenue plus fine et ses mouvements de systole et de diastole peu ou point apparents; la pupille gauche s'était largement ouverte. Cette expérience prouve que la digitaline agit sur le grand sympathique pour le tonifier et provoquer les contractions des fibres lisses. Il expérimente sur la membrane interdigitale de la grenouille, et il voit que, sous l'influence de la digitaline les artérioles et les capillaires artériels deviennent le siège de petits mouvements saccadés, comme convulsifs; ils restent quelques instants dans un état très apparent de contraction, au point de réduire du 1/3 ou de moitié la lumière des capillaires.

A cet état de resserrement succède un relâchement qui ramène le vaisseau à son calibre primitif, mais les premiers phénomènes de contraction reprennent bientôt. A la fin le vaisseau reste largement ouvert, il est paralysé.

D'après lui, la digitale agit sur la fibre cardiaque pour la tonifier, pourvu que la dose ne soit pas toxique.

Il injecté de petites doses de curare à deux grenouilles ; puis il injecte à l'une des grenouilles 1/4 de milligr. de digitaline. Le cœur de cette dernière s'arrête longtemps après l'autre ; la digitaline peut même réveiller les battements du cœur aussitôt qu'ils se sont affaiblis ; et si elle combat partiellement les effets de l'empoisonnement par le curare, c'est parce qu'elle tonifie le cœur, en excitant son grand symphatique. M. Gourvat fait encore remarquer qu'il existe un antagonisme entre la narcéine, qui diminue l'action du grand sympathique, et la digitaline.

D'après Wood (1879, 3ᵉ édition du Traité de thérapeutique), la digitale à doses modérées stimule l'appareil musculo-moteur du cœur, probablement par les ganglions qui y sont contenus ; elle produit la contraction des artérioles par une action probable sur les centres vaso-moteurs de la moelle épinière. Si au contraire, on la donne à doses toxiques, cette période d'excitation sera de courte durée et on observera l'abaissement de la tension artérielle avec faiblesse de l'ondée sanguine.

Nous avons déjà vu que Klug admettait que la digitaline augmentait la pression artérielle en augmentant l'excitabilité des centres vaso-moteurs.

Les expériences de Ringer et Sainsbury (1883) tendent aussi à prouver que la digitale fait contracter les vaisseaux. Ils décapitent une tortue, introduisent dans l'aorte abdominale une canule communiquant avec un réservoir contenant une solution de chlorure de sodium. La solution qui pouvait s'écouler à travers les artères et les tissus des membres postérieurs était recueillie et mesurée à la sortie des veines abdominales. La digitale ajoutée en faible quantité à la solution, a fait écouler des veines abdominales un quart du liquide qui s'en écoulait avant.

Les recherches publiées par Kaufmann (*Revue de médecine*, 1884), conduisent au même résultat : augmentation de la force mécanique du cœur, et excitation centrale et périphérique des nerfs vaso-moteurs. M. Hirtz admet aussi la théorie vaso-motrice dans son article Digitale du *Dict. Jaccoud.*

Quel est le rôle du grand sympathique ? Ce nerf innerve les muscles lisses et leur donne la motilité. Il possède aussi des filets centripètes, sensitifs, qui peuvent recevoir des impressions devant être transmises à la moelle.

Il se distribue dans l'épaisseur des tuniques soit des vaisseaux, soit des organes creux, et forme des plexus, possédant des ganglions, et pouvant vivre d'une façon indépendante pendant quelque temps.

L'appareil vaso-moteur est en état d'activité permanente ; il en résulte que la tunique musculaire des vaisseaux est dans un état de semi-contraction, que l'on appelle *tonus vasculaire*. Ce tonus entre en lutte avec la pression excentrique exercée par le sang. Pour les gros vaisseaux l'état de contraction permanente est remplacé par l'élasticité de la tunique moyenne.

Le vaisseau se laisse d'abord distendre par l'ondée sanguine, puis il tend à revenir à son état antérieur de demi-contraction ; il presse sur le sang et le fait progresser vers la périphérie, en concourant à transformer le mouvement saccadé du sang en mouvement continu avec renforcement.

Cette réaction élastique et musculaire des parois fait défaut dans l'asystolie. La digitale, en donnant aux vaso-moteurs la force qui leur manque, augmente le tonus vasculaire et fait disparaître ce qu'on peut appeler avec M. Huchard, *l'asystolie périphérique*.

Étudions maintenant *l'action du grand sympathique sur le cœur*. Le muscle cardiaque possède par lui-même, quand il est dégagé des influences nerveuses, la propriété de réagir rythmiquement en présence des excitations physiologiques (Franck. *Expériences sur la pointe du cœur*). Cette propriété rythmique est réglée dans sa régularité et dans sa persistance par le système nerveux d'abord ganglionnaire, puis central : le cœur reçoit donc deux sortes d'influences, les unes modératrices, provenant du pneumogastrique, ou plus tôt du spinal et nous l'avons déjà étudiée à propos de la théorie pneumogastrique de la digitale. La seconde ou accélératrice provient surtout de la moelle. Claude Bernard et Von Bezold ont précisé les premiers le trajet des nerfs accélérateurs : ils se détachent de la partie inférieure de la moelle cervicale et de la partie supérieure de la moelle dorsale, et vont rejoindre le premier ganglion thoracique, là ils se rendent au plexus cardiaque. Mais, comme le dit M. Franck, les influences accélératrices centrales ne doivent pas être confondues avec les influences entretenant d'une façon continue l'activité cardiaque ; elles se manifestent par accident. Dans l'hyposystolie, les accélérateurs sont souvent excités, soit à cause de la mauvaise qualité du sang contenu dans les ventricules, soit à cause de la lutte que le cœur est obligé de soutenir contre les résistances périphériques. On peut dans quelques cas observer plus de 200 pulsations. L'accélération est ici d'autant plus facile que la tension est plus faible dans le système artériel.

Comment la digitale agit-elle ? *A doses toxiques*, il y a une première période d'excitation qui détermine une constriction artério-capillaire : la tension est augmentée, le cœur bat plus vite, mais au bout d'un certain temps dont la durée varie avec la dose absorbée, les battements diminuent de fréquence. C'est en ce moment que le pneumogastrique est touché ; bientôt après les autres nerfs cérébro-médullaires se prennent, le cœur faiblit, la tension diminue de plus en plus, et le malade s'affaisse. Ainsi il y a au début excitation sympathique, et à la fin dépression cérébro-spinale.

A dose thérapeutique la digitale agit primitivement sur la contractilité des vaisseaux malades et n'influence que secondairement le centre circulatoire. Elle agit sur les vaso moteurs pour faire disparaître la parésie dont ils étaient atteints. Par suite, les résistances disparaissent, le cœur se calme et ses battements diminuent de fréquence, non d'une manière directe mais d'une manière indirecte ; à l'excitation cardiaque a fait place le calme. Il se passe, dit M. Legroux, une action qui rétablit l'équilibre entre les résistances des capillaires et l'impulsion cardiaque.

On peut donc dire *qu'à dose thérapeutique la digitale est directement tonique des artères et indirectement l'opium du cœur.*

Si on continue plus longtemps l'administration du médicament, ou bien si on a affaire à certains organes très sensibles, le cœur, qui avait diminué ses battements d'une manière indirecte, se ralentit davantage par action sur le pneumogastrique, et si on ne surveille pas le malade, les phénomènes d'intoxitation peuvent commencer.

Je conclurai en disant que, *physiologiquement*, la digitale agit d'abord sur les vaso-moteurs et plus tard sur le pneumogastrique ; *cliniquement*, elle agit surtout sur les vaso-moteurs.

CHAPITRE VIII

POURQUOI DANS CERTAINS CAS LA DIGITALE N'AGIT PAS OU AGIT BIEN MOINS ?

1. D'abord à doses thérapeutiques, la digitale n'agit pas sur l'individu sain. Pourquoi agit-elle sur un cœur malade ? Claude Bernard a essayé d'expliquer cette action en quelque sorte élective en disant que l'organe malade est le point le plus sensible aux médicaments. Ainsi, en admettant que pour agir sur un organisme sain, on soit obligé d'employer 2,50 de digitale, il faudra une dose de 0,50 pour agir sur un système cardio-vasculaire malade dont la sensibilité est cinq fois plus grande. Cette dose sera bien supportée et on n'observera pas d'accidents, parce que la digitale agira exclusivement sur le point malade, et les autres organes ne seront pas influencés ; toute l'action du médicament se portera sur le grand sympathique, et le pneumogastrique ainsi que les autres nerfs cérébro-spinaux ne seront pas atteints ; quant au grand sympathique, il n'y aura que la partie malade qui sera influencée. On n'observera les phénomènes d'intolérance que lorsque la dose thérapeutique sera trop longtemps prolongée, ou bien lorsqu'on aura affaire à certaines idiosyncrasies.

2. La digitale n'agira pas sur un cœur avec myocardite trop étendue ; dans ce cas elle peut même, si elle agit, accélérer la marche de la paralysie cardiaque, car le tissu musculaire ne pourra supporter l'excitation provoquée par le médicament.

3. La digitale n'agira pas dans le cas de dégénérescence graisseuse trop étendue des artérioles, ou dans le cas de dégénérescence amyloïde. Elle agira bien moins lorsque l'œdème sera dû à une véritable néphrite.

4. Elle restera sans effet lorsque l'absorption sera difficile, soit par suite d'un mauvais état des voies digestives (Huchard), et alors un

purgatif facilite l'absorption du médicament ; soit par suite d'une nutrition languissante : dans ce cas l'examen de l'urée fait constater une diminution considérable dans l'élimination de l'azote (obs. n° III).

5. Peut-être l'altération du foie joue-t-elle un certain rôle. Je laisse la parole à mon excellent collègue et ami M. Henri Roger, pour exposer les expériences qu'il a bien voulu faire sur l'action du foie sur la digitaline : je le prie de vouloir bien accepter ici mes remerciements.

« L'action et arrêt du foie a été établie pour un très grand nombre d'alcaloïdes ; mais on ne peut à priori le généraliser à tous. « Il est donc intéressant pour chacun d'eux, de faire des injections « comparatives par les veines périphériques et la veine porte, surtout lorsqu'il s'agit d'une substance qui, comme la digitaline, est « classée par la plupart des chimistes parmi les glycosides.

« Nos recherches ont porté sur la digitaline amorphe d'Homolle « et Quevenne. Nous en avons dissous 0.02 dans 8 centigr. d'alcool « absolu : puis nous avons ajouté de l'eau distillée de façon à obtenir 100 cc. Le liquide était un peu louche ; nous l'avons filtré « soigneusement et nous avons essayé sa toxicité. L'injection a été « faite à des lapins, soit dans les veines de l'oreille, soit dans les « veines mésaraïques. Dans les deux cas, le pouvoir toxique a été le « même ; l'animal a succombé après avoir reçu par kilogr. 16 cc. « de liquide représentant 1 cc. 28 d'alcool absolu et 0 gr. 0032 de « digitaline. Nous pouvons donc conclure que le foie ne modifie pas « la toxicité de la digitaline. Il n'a pas modifié davantage la symptomatologie de l'empoisonnement : dans les deux cas l'animal « meurt avec de petites secousses convulsives, les pupilles sont rétrécies et se dilatent brusquement au moment de la mort. A l'autopsie le cœur ne bat pas, mais il est très excitable ; les ventricules « sont dilatés : puis après la mort ils se rétractent et on les trouve « fortement contractés au bout de 15 minutes. Il va sans dire que « l'alcool qu'on a dû employer pour dissoudre la digitaline n'explique pas les symptômes et la mort, car la toxicité de l'échantillon « que nous avons employé est de 7 cc. par kilogr. Des expériences « faites avec de la macération de digitale à 1 %, évaporée dans le « vide de façon à la réduire à 5 %, ont conduit au même résultat.

CONCLUSIONS GÉNÉRALES

I. — Chez l'homme sain, ou à la période eusystolique des affections cardiaques, la digitale donnée à doses thérapeutiques, n'agit que faiblement.

II. — Elle peut être ordonnée dans toutes les maladies du cœur, mais seulement dans la période d'hyposystolie, et au commencement de la quatrième période, tandis qu'à la fin (asystolie cardioplégique de Gubler, amyocardie de M. Huchard), elle est inactive ou nuisible. On doit l'associer autant que possible au repos et au régime lacté absolu. Son administration doit être précédée d'un purgatif drastique, et lorsque cela est nécessaire, d'une saignée de 200 à 400 gr.

La dose thérapeutique doit être de 0,30 à 0,50 de macération pendant 4 ou 5 jours. Ce sont les doses que j'ai vu employer journellement dans le service de mon maître M. Huchard. La pratique de M. Duguet est toute différente : il emploie de petites doses, 0,10 centigr. d'infusion (1) pendant un temps beaucoup plus long. Cette méthode a ses avantages, elle permet de tenir le cœur plus longtemps sous l'influence digitalique sans aucun danger, mais elle a l'inconvénient d'agir trop lentement dans les cas graves et urgents : donnée à fortes doses (obs. n° 1), la digitale agit presque immédiatement, et, comme nous l'avons vu, une seule dose peut suffire.

III. — La digitale agit pour augmenter la force du cœur, diminuer le nombre de ses pulsations, et régulariser son rythme ; elle augmente en outre la contractilité des petits vaisseaux. Par suite, la tension veineuse diminue ; la congestion des principaux organes disparait ; le foie qui était gros, tendu, douloureux, tend à revenir à son état normal, l'œdème pulmonaire se résorbe, et la respiration, qui pouvait être très gênée, devient plus facile.

(1) De poudre de feuilles privées de nervures.

IV. — Elle augmente la diurèse, non par action directe sur les reins, mais en régularisant la circulation générale ; il en est de même de l'augmentation de l'urée. Le poids du malade diminue en même temps que la diurèse augmente.

V. — On a exagéré les accidents dus à la digitale ; l'accumulation de ce médicament n'est prouvée *ni chimiquement ni cliniquement.* Donnée à la dose thérapeutique indiquée plus haut, et surveillée attentivement dans ses effets, elle ne doit pas produire d'accidents.

VI. — Physiologiquement, on doit surtout adopter la théorie vaso-motrice.

IMPRIMERIE LEMALE ET Cie, HAVRE

A LA MÊME LIBRAIRIE

TRAITÉ DU PALPER ABDOMINAL

AU POINT DE VUE OBSTÉTRICAL ET DE LA VERSION PAR MANŒUVRES EXTERNES

Par A. PINARD

Professeur agrégé à la Faculté de médecine de Paris
Accoucheur de la Maternité de Lariboisière, Chevalier de la Légion d'honneur.

Un vol. in-8 raisin de 440 pages avec 27 figures intercalées dans le texte et précédé d'une préface de M. le professeur **Pajot**. — Deuxième édition revue et très augmentée. — Prix..... **8 fr.**

BALME. — **De l'hypertrophie des amygdales** (*Palatine, pharyngée, linguale*). Prix. . . 4 fr.

BAGOU. — **La tuberculose pulmonaire dans le diabète sucré.** Prix. . . . . 2 fr.

BATLLE. — **Diagnostic précoce de la phtisie pulmonaire** (*Valeur séméiologique des respirations anormales*). Prix. . . 4 fr.

BOISVERT. — **Étude clinique des formes atténuées de la paralysie alcoolique.** Prix. . . . . 4 fr.

CHAMORRO. — **Contribution à l'étude de la tuberculose aiguë des articulations.** Prix. . . . . 2 fr.

CHUQUET. — **Étude sur le cathétérisme rétrograde.** Prix. . . . . 2 fr.

CHRÉTIEN, ancien interne des hôpitaux. — **De la thyroïdectomie.** Prix . . . . 4 fr.

DAURIAC. — **Du cancer primitif de la région clitoridienne.** Prix. . . . . 2 fr. 50

DEMOULIN, ancien interne des hôpitaux. — **Ostéomyélite chronique d'emblée — diagnostic avec les ostéosarcomes.** Prix. . . . . 3 fr.

DIEUDONNÉ. — **Difficultés du diagnostic dans quelques cas de vomiques et de fausses gangrènes du poumon.** Prix. . . . . 2 fr.

HAMEAU. — **Traitement des abcès par congestion à l'aide des injections d'éther iodoformé.** Prix. . . . . 2 fr.

JACQUET, ancien interne des hôpitaux. **Des syphiloïdes post-érosives.** Prix. 1 50

LANCIAL. — **De la thrombose des sinus de la dure-mère.** Prix. . . . . 5 fr.

LEJARS, prosecteur à la Faculté. — **La masse de Teichmann,** *exposé d'après le mémoire et les renseignements de l'auteur.* Prix. . . . . 0 fr. 75

MARTY. — **Le lupus du larynx.** Prix. . . . . 5 fr.

MERCIER. — **Etude sur la fièvre typhoïde avec lésions prédominantes du gros intestin.** Prix. . . . . 2 fr.

NIVIERE. — **De la perte des réflexes tendineux dans le diabète sucré.** Prix. . . 3 fr.

DOGER DE SPEVILLE. — **Contribution à l'étude de la maladie de Morvan.** Prix. . 3 fr.

PANNE, ancien interne des hôpitaux. — **De la trachéotomie dans le croup avec chloroforme et procédé lent.** Prix. . 2 fr. 50

PEREZ. — **Exploration des uretères.** Prix. . . . . . . 2 fr.

PAVLIDES. — **Des arthropathies tabétiques du pied** (onze planches en couleur et en phototypie. Prix. . . . . 8 fr.

POTOCKI, ancien interne des hôpitaux. — **Des méthodes d'embryotomie et en particulier de l'embryotome rachidien du professeur Tarnier,** 230 p., 77 fig. dans le texte et une pl. en couleur. Prix. . . . . 8 fr.

ROUCHES. — **Du claquement d'ouverture de la mitrale** (*Étude clinique, séméiologique et pathogénique*). Prix. . . 2 fr.

SIBILAT. — **Contribution à l'étude du traitement de la syphilis par la méthode de Scarenzio,** 136 p. et nombreux tableaux. Prix . . . . 5 fr.

VASSAUX. — **Recherches sur les premières phases du développement de l'œil chez le lapin,** avec 2 pl. Prix. . 2 fr.

IMPRIMERIE LEMALE ET Cie, HAVRE

www.ingramcontent.com/pod-product-compliance
Ingram Content Group UK Ltd.
Pitfield, Milton Keynes, MK11 3LW, UK
UKHW020211130726
13696UKWH00002B/855

9 782016 201343